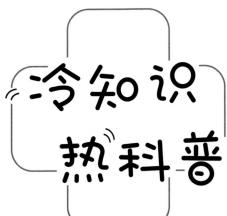

冷知识热科普

家庭健康和法律小锦囊

Tips of Family Health and Law

和

谢贤林 张倩倩 赵怡娜 主编

U0295273

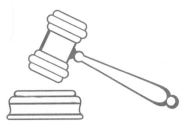

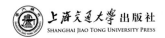

上海交通大学出版社
SHANGHAI JIAO TONG UNIVERSITY PRESS

内容提要

当下人们生活压力大，工作繁忙，长期不健康的生活方式可能造成机体的亚健康状态，甚至疾病的发生，本书"家庭健康篇"（50问）分别从生活小常识、肥胖类、心血管卒中类、天赋类四个方面对人们关心的生活健康话题进行了阐释。同时，社会的多元化发展和《民法典》的颁布实施也让人们开始关注法律问题，本书"家庭法律篇"（150问）以"让大家相信法律、使用法律"为宗旨，节选了老百姓关心的保险财富、婚姻继承、债权债务、劳动用工、房产物业、消费者权益保护、侵权责任、税务、刑事、程序性法律问题等科普小文章，用简单通俗的语言将大家关心的问题进行了细致解读。

图书在版编目（CIP）数据

冷知识＋热科普：家庭健康和法律小锦囊/谢贤林，张倩倩，赵怡娜主编. —上海：上海交通大学出版社，2021.10

ISBN 978-7-313-25455-9

Ⅰ.①冷… Ⅱ.①谢…②张…③赵… Ⅲ.①家庭保健②法律-研究-中国 Ⅳ.①R161②D920.4

中国版本图书馆 CIP 数据核字（2021）第 192625 号

冷知识＋热科普——家庭健康和法律小锦囊
LENGZHISHI＋REKEPU——JIATINGJIANKANG HE FALÜ XIAOJINNANG

主 编：谢贤林 张倩倩 赵怡娜
出版发行：上海交通大学出版社　　　　　　　地　 址：上海市番禺路 951 号
邮政编码：200030　　　　　　　　　　　　　电　 话：021-64071208
印　 制：上海万卷印刷股份有限公司　　　　　经　 销：全国新华书店
开　 本：880mm×1230mm　1/32　　　　　　印　 张：5.125
字　 数：124 千字　　　　　　　　　　　　　插　 页：4
版　 次：2021 年 10 月第 1 版　　　　　　　　印　 次：2021 年 10 月第 1 次印刷
书　 号：ISBN 978-7-313-25455-9
定　 价：29.00 元

现代社会经济飞速发展，人们的生活条件越来越好，随之而来的却是无形的压力。2020年所有人都经历了一场疫情的洗礼，国人开始关注医疗科普；在大家都不能外出时，中国颁布了《民法典》，其通篇贯穿以人民为中心的发展思想，着眼满足人民对美好生活的需要，从而给我们带来了健康和法律保障的反思。

于是，我们律家保一个做法律服务的平台秉持学习的态度，主编了这本《冷知识+热科普——家庭健康和法律小锦囊》。团队精心节选了日常生活中大家会碰到的、关心的、好奇的医学50问及法律150问，并邀请多位专家作答，汇聚精华，采用诙谐通俗的方式让读者在读书的过程中轻松学到知识，这也是我们律家保的初心。

扫码关注了解更多
400-920-1056

① 扫描二维码

② 点击"问律师"

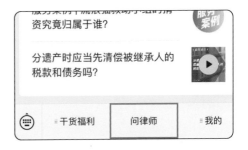

③ 进入律家保公众号

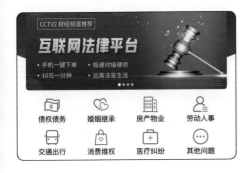

④ 开始享受私家律师服务

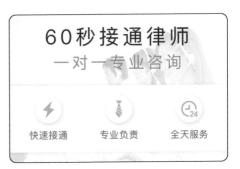

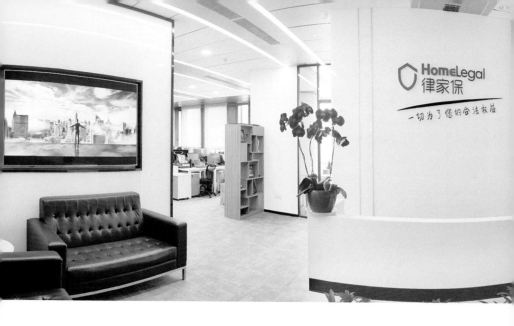

律家保于2015年6月成立。

律家保是首家CCTV2推荐的互联网法律科技公司。

公司通过7*24小时呼叫中心、移动端网约抢单平台、AI智能问答系统、法律垂直领域大数据技术，让中国数亿家庭、千万中小微企业的大众法律需求变得快捷和普惠，是国内领先的全网全时私人律师平台！

律家保的核心产品：私人律师会员权益，已经与全国800+机构达成战略合作，包括中国银联、平安银行、中信银行、华夏银行、中原银行、中国人寿、平安人寿、太平人寿、太平洋保险、大地保险、滴滴出行等，司法资源与服务能力覆盖全国31个省市。

平台合作800多家律所，合作资深律师12000多名，累计服务1200万人次。

律家保热线：400-920-1056

公众号：法律咨询律家保

律家保官网：http://www.homelegal.cn

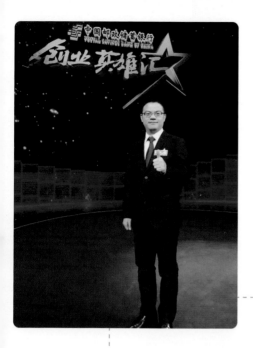

谢贤林

东南大学卫生法学士
上海交通大学经济法硕士

中国法学会保险法委员会理事
上海律协保险法委员会副主任
上海交通大学凯原法学院硕士生导师
上海市普陀区人民政府行政复议委员会委员
上海恒量律师事务所创始人

　　谢贤林深耕保险法相关领域超过15年，对法律、金融、医疗三者的结合应用有着丰富的实践经验，并对此有深刻的理解，能够通过浅显的语言将专业保险法商理论普及给大众，并赋能行业。

　　2015年创立互联网法律科技平台——"律家保"，旨在让每个中国家庭都拥有私家律师，助力法治中国。

联系方式：13916988099（同微信）

前　言

　　据《史记》记载，魏文侯曾问扁鹊："你们三兄弟中，谁最善于当医生？"扁鹊回答说："长兄治病，是治于病情发作之前，由于一般人不知道他事先能铲除病因，所以他的名气无法传出去。仲兄治病，是治于病情初起之时，一般人以为他只能治轻微的小病，所以他的名气只及乡里。而我是治于病情严重之时，在经脉上穿针放血，在皮肤上敷药，所以都以为我的医术最高明，名气因此响遍天下。"这便是为后人所津津乐道的扁鹊三兄弟故事。

　　那么，读者朋友，您认为扁鹊三兄弟中谁最善于当医生呢？

　　同理，老百姓生活工作中难免有些磕磕绊绊，甚至法律纠纷，就像人生病一样。读者朋友，您是觉得大律师在当事人矛盾严重激化时力挽狂澜好，还是平日防微杜渐，将法律风险消于萌芽更佳？

　　人们常说："人的一生得交几个朋友，一是医生朋友，管理人的健康问题；二是律师朋友，解决人的法律问题。"医生和律师都属风险管理专业人士。关于管理风险，我们主张"防火胜于灭火"。不论医生还是律师，将问题解决在萌芽状态是老百姓最宜接受和欢迎的。

　　本书倡导家庭医生、家庭律师普惠于大众的理念。全书精选日常健康医学 50 问，以及与百姓日常生活利益相关的法律问

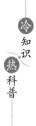

题 150 问，希望能帮助读者答疑解惑、防范风险，同时培养大家自我风险管理的意识和科学合理的管理技能。

新冠疫情防控工作或许将成为常态，百姓健康与社会治理也随之面临更为严峻的考验。鉴此，交个医生朋友和律师朋友显得格外重要。感谢本书工作组的辛勤付出，也顺祝读者们身体健康、万事顺遂，祝愿我们国家国泰民安、和谐富裕！

谢贤林

2021 年 9 月 1 日

目　录

家 庭 健 康 篇

✿ 天赋类　　　　　　　　　　　　　　　　 ～ 056

家庭法律篇

✿ 保险与财富管理　　　　　　　　　　　　 ～ 067

目
录

目
录

目录

目 录

目录

家庭健康篇

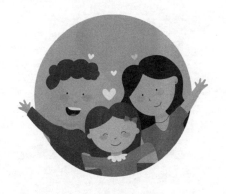

生 活 小 知 识

1 不爱吃肉更容易骨折

素食主义,正在逐渐成为一种流行的饮食文化,但这是否真的如人们所理解的那样,是"更为养生、更为健康"的生活方式呢?

英国针对不同饮食结构对人体健康的影响进行了研究,超过5万名志愿者参与,其中29380人吃肉,8037人吃鱼但不吃肉,15499人为素食者(不吃鱼和肉,但吃蛋奶等动物制品),1982人为严格素食者(完全不摄入任何动物制品)。该项研究从1993—2010年,跨越17年时间。

通过对17年间志愿者发生的骨折进行分析,研究者发现,不吃肉的志愿者,尤其是素食者发生全骨折或某些特定部位(髋部、腿部、脊柱)的骨折,尤其是髋部骨折的风险更高。严格素食者髋部骨折风险比肉食者的高两倍,而不严格的素食者髋部骨折风险也较肉食者的增加25%。

该研究结果于2020年发表于《生物医学中心—医学》(*BMC Medicine*)杂志。

由此可见,真正养生的应当是均衡的饮食结构,摄入足够的

生
活
小
知
识

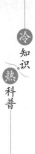

钙和蛋白质,改善营养水平,维持健康的 BMI(体重指数)。

📖 参考文献

Tammy Y. N. Tong, Paul N. Appleby, Miranda E. G. Armstrong, et al. Vegetarian and vegan diets and risks of total and site-specific fractures: results from the prospective EPIC-Oxford study [J]. BMC Medicine, 2020, 18(1): 353.

② 一熬夜就想吃东西? 这是你的嗅觉系统搞的鬼!

漫漫长夜,无心睡眠,来碗麻辣烫,或是整两串儿? 再不济,来桶老坛酸菜面吧。为什么一熬夜就觉得饿,就想吃东西呢?

为了寻找这一问题的答案,研究人员招募了 29 名 18~40 岁的志愿者进行研究。研究人员将参试者分成两组:一组每晚维持稳定的 7~9 小时睡眠(10:30pm~7:30am);另一组只给予 4 小时的睡眠时间(01:00am~5:00am)。4 周后,研究人员发现,被剥夺睡眠的那些志愿者(每晚只睡 4 小时的参试者)摄入了更高热量的食物。志愿者体内的两种内源性大麻素(内源性大麻素系统是建立和维持人类健康的最重要的生理系统,当神经元受损时,对于神经系统具有保护作用)化合物 2‑AG、2‑OG 水平增加,而 2‑OG 水平的增加使参试者偏好选择高热量的食物。

研究人员通过功能性磁共振成像(fMRI)扫描发现,睡眠不足时,大脑梨状皮层(与储存气味信息有关)对食物气味的敏感性增强,于是“越熬夜越想吃”。同时,睡眠不足使得岛状皮层(负责向大脑反馈有关身体的情况)无法获得食物获取的信号,诱导人体去获取更多食物来进行补偿。简单地说,就是“吃了很多，但大脑不知道"！

这项研究结果于 2019 年 10 月刊登在《生命》(*eLife*)杂志。

熬夜时想管住自己的嘴，首先，大脑这一关就不好过。所以，最好的办法就是——洗洗早点睡吧！

📖 参考文献

Surabhi Bhutani, James D. Howard, Rachel Reynolds, et al. Olfactory connectivity mediates sleep-dependent food choices in humans [J]. eLife, 2019(8)：8.

3 别熬夜了，睡眠不足会抑郁！

"996"打游戏、网络冲浪……越来越多的年轻人正自觉或不自觉地置身于熬夜中。

研究人员通过建立小鼠模型，反复研究睡眠缺乏对雄性和雌性青春期小鼠的影响。结果显示，青春期小鼠在睡眠延迟 7 天后均出现了明显的抑郁行为。与参与该研究的成年小鼠相比，同样暴露于一种应激源下，青春期小鼠大脑皮层活动增加，而大脑前皮质决定了应对压力的能力。所以，在睡眠剥夺的情况下，过度活跃的大脑皮层将受到损害。同时，由于性别差异，青春期女性的应激激素释放和应激敏感脑细胞的激活程度都远高于青春期男性，因此，年轻女性长期睡眠不足将极大增加情绪障碍发生的可能性。

该研究结果发表于《脑行为研究》(*Behavioural Brain Research*)。

全球约有 2.64 亿人口受到抑郁症的困扰，抑郁症通常从青春期开始，逐渐发展并持续到成年。

生活小知识

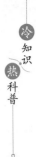

所以,还是早点睡吧,睡眠不足真的会抑郁!

📖 参考文献

Michael Murack, Rahini Chandrasegaram, Kevin B. Smith, et al. Chronic sleep disruption induces depression-like behavior on adolescent mal and female mice and sensitization of the hypothalamic-pituitary-adrenal axis in adolescent female mice [J]. Behavioural Brain Research, 2021(5): 399.

4 全脂牛奶还是低脂牛奶,你给孩子选哪个?

有道是"每逢佳节胖 3 斤",过完一个春节,家里娃娃的体重毫无意外地飙升,于是,全脂牛奶、低脂牛奶、脱脂牛奶的选择问题就摆在了各位家长面前。一篇发表在《美国临床营养学杂志》(*The American Journal of Clinical Nutrition*)的报告也许能为各位有选择困难的家长提供一些参考。

研究人员检索了各大医学文献网站,对牛乳脂肪与超重及肥胖风险之间的关系进行了"荟萃分析"(Meta 分析)。通过对 7 个国家,涉及 21 000 名 1～18 岁儿童及青少年的 28 项研究进行分析,没有一项表明低脂牛奶可降低儿童超重或肥胖的风险;相反,有 18 项研究结果显示,饮用全脂牛奶的儿童,其超重或肥胖的发生率下降约 40%。

由此看来,为儿童推荐低脂牛奶的国际指南似乎有待进一步研究与商榷。另外,针对市面上种类繁多脂肪含量不同的牛乳制品,什么产品能最大限度地降低儿童过度肥胖的风险,还需要科研人员进一步研究。

📖 **参考文献**

Shelley M. Vanderhout, Mary Aglipay, Nazi Torabi, et al. Whole milk compared with reduced-fat milk and childhood overweight: a systematic review and meta-analysis [J]. The American Journal of Clinical Nutrition, 2020(1): 266-279.

5 生病了，别在网上查

你有没有过这样的经历：一旦身体出现不适，首先想到的不是求助于医生，而是先去网上查一查，对照一下？

澳大利亚研究者针对这种通过网络获得"自我诊断"的行为进行了一项研究。该研究分析了全球 36 个基于手机 App 或网站症状检查系统的诊断结果。这些 App 或者网站的诊断准确率为 36%，其中诊断正确率最高的也不过 52%；同时，这些在线诊断系统对于何时应寻求医疗服务以及应去何处寻求医疗服务的准确率为 49%。

该项研究结果发表在《澳大利亚医学杂志》(*The Medical Journal of Australia*)。

临床疾病，往往一个症状对应多种疾病。譬如腹痛这一常见症状，哪个消化器官的疾病不腹痛？无论胃病、肠病、肝病、胰腺疾病都会腹痛；又譬如便血，痔疮会便血，息肉会便血，炎症波及血管会便血，肿瘤也会便血。网络搜索最大的问题是片面性，而对于没有医学知识的普通患者来讲，并没有能力在繁杂的信息中去进行有效的甄选。

不论是国内还是国外，人们都应该停下来好好思考一下，虽然很想使用网络工具来寻找自己身体出现状况的可能原因，但

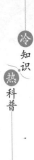

在大多数情况下,得到的结果都并不可靠。讲句笑话——"靠上网搜索给自己看病? 查完也许就想立遗嘱了。"

📖 参考文献

Michella G. Hill, Moira Sim, Brennen Mills. The quality of diagnosis and triage advice provided by free online symptom checkers and apps in Australia [J]. The Medical Journal of Australia, 2020(11): 514 – 519.

6 为什么睡觉前总想喝水?

有没有这种感觉,睡觉前总觉得口渴? 不喝,难受;喝了,怕晚上起夜。为什么睡觉前总想喝水?

国际顶级期刊《自然》(*Nature*)上刊登了一篇针对大脑生物钟与睡前口渴之间的研究报告,研究人员发现,睡前口渴的现象源自大脑生物钟对神经的刺激。

哺乳动物大脑中存在一个名为"视交叉上核"(SCN)的生物钟,是昼夜节律调节系统的中枢结构,参与调节睡眠—觉醒、激素、代谢和生殖等众多生物节律。SCN 的背外侧区含有血管加压素和生长抑素神经元,当血管加压素发挥作用,刺激了渴觉神经元,最终出现了饮水行为。简单说来,大脑生物钟对渴觉神经的刺激造成了睡前口渴的感觉,睡前喝水是为了维持睡眠状态下身体的稳定状态。

好了,睡前想喝水挺正常的,想喝就喝吧,少喝点就是了。

📖 参考文献

C. Gizowski, C. Zealzer, C. W. Bourque. Clock-driven vasopressin neurotransmission mediates anticipatory thirst prior to sleep [J]. Nature, 2016(537): 685 – 688.

7 绿茶＋咖啡，降低 2 型糖尿病死亡率

2 型糖尿病，又名"非胰岛素依赖型糖尿病"，挺烦的，胰岛素治疗往往效果不佳，而且容易出现循环系统并发症、恶性肿瘤，连患阿尔茨海默病（俗称早老性痴呆症）的风险都会增加。

发表在《糖尿病研究与护理（英国医学杂志开放版）》(*BMJ Open Diabetes Research & Care*)的一篇研究显示，饮用绿茶或咖啡可降低 2 型糖尿病全因死亡率，如果两者同时饮用，更有意外惊喜！

研究人员对 4 923 名 2 型糖尿病患者进行了 5 年的随访，调查了这些参试者绿茶和咖啡的消耗量、生活方式及 2 型糖尿病全因死亡率。研究结果显示，每天喝 1 杯绿茶的参试者，2 型糖尿病全因死亡率降低 15%；喝 2～3 杯者死亡率降低 27%；喝超过 4 杯的志愿者，死亡率降低 40%。在饮用咖啡的参试者中，每天最多喝 1 杯（不定期饮用咖啡），死亡率降低 12%；每天喝 1 杯咖啡者，死亡率降低 19%；每天饮用 2 杯或更多者，死亡率降低 41%！在既喝绿茶又喝咖啡的参试者中，每天饮用 2～3 杯绿茶加 2 杯或更多咖啡者，死亡率降低 51%；每天 4 杯以上绿茶加 1 杯咖啡，死亡率降低 58%；而每天 4 杯以上绿茶加 2 杯以上咖啡，死亡率降低 63%！

虽然此项研究尚无法确定饮用绿茶或咖啡降低 2 型糖尿病全因死亡率的机制，但笔者此时好想来一杯抹茶拿铁咖啡……

📖 参考文献

Yuji Komorita, Masanori Iwase, Hiroki Fujii, et al. Additive effect of green tea and coffee on all-cause mortality in patients with type 2

生活小知识

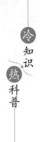

diabetes mellitus: the Fukuoka Diabetes Registry [J]. BMJ Open Diabetes Research & Care, 2020, 8(1).

8 咖啡得喝过滤的,能降低15%的死亡率

咖啡,有人爱喝、有人不爱喝;有人爱喝过滤的、有人喜欢带渣的……总的来说,咖啡有助于减脂,还能减少多种心脑血管疾病的风险,但咖啡究竟怎么喝、喝多少,才能有最大的获益?

瑞典学者进行了一项为期 20 年的研究,调查了 508 747 名 20~79 岁志愿者,在对吸烟、胆固醇水平、受教育水平等可能影响心血管健康的因素进行矫正后,分析发现与不喝咖啡的参试者相比,饮用过滤咖啡的参试者总体死亡率降低了 15%;单从心血管疾病的死亡率来看,饮用过滤咖啡的参试者,男性死亡风险降低 12%,女性死亡风险降低 20%;总体死亡率最低的是那些一天饮用 1~4 杯咖啡的参试者。研究者表示,这种死亡率降低并不能用"年龄、性别或生活习惯等其他变量来解释",也就是说,"饮用过滤咖啡,是降低死亡率的独立因素"!

将这篇研究报告总结一下:喝咖啡的比不喝咖啡的死亡率低;喝过滤咖啡比喝未过滤咖啡的死亡率低;一天喝 1~4 杯的死亡率最低;每天喝 9 杯以上未过滤咖啡的死亡率最高。

这项研究报告发表在《欧洲预防心脏病学杂志》(*European Journal of Preventive Cardiology*)。

顺带科普一下,现在比较公认的对大多数健康成年人(非孕妇)的每日咖啡因摄取量上限在 400 mg。

怎么样,是不是突然觉得手中的速溶咖啡更香了呢?

📖 参考文献

Aage Tverdal, Randi Selmer, Jacqueline M. Cohen, et al. Coffee consumption and mortality from cardiovascular diseases and total mortality: Does the brewing method matter? [J]. European Journal of Preventive Cardiology, 2020, 27(18): 1986-1993.

9 吃饭速度快，容易得糖尿病

现代生活节奏快，有多少都市白领大步流星、夜以继日、忙碌奔波……连吃饭都练就了非凡的速度。快是快了，但却伤害了身体。

日本研究者对197 825位健康志愿者进行了长达3年的随访研究，调查分析了他们的饮食习惯与糖尿病的发病情况。研究者发现，快速进食是饮食习惯中与新发糖尿病相关的唯一易感因素。也就是说，吃饭速度快的人容易得糖尿病。

研究者发现，吃饭速度快、喜欢在晚饭后或睡觉前吃零食、不吃早餐的参试者更易患糖尿病。而吃饭速度快的参试者一般都比较年轻，且身体质量指数（BMI）较高，这些参试者往往在两年内体重增加较多，而1年内体重波动更为频繁。

所以，不管多忙，都把吃饭的时间留出来，在繁忙的生活中好好享受一下美食带来的快乐吧。

📖 参考文献

Akihiro Kudo, Koichi Asahi, Hiroaki Satoh, et al. Fast eating is a strong risk factor for new-onset diabetes among the Japanese general population [J]. Nature, 2019, 9(1): 8210.

生活小知识

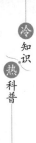
10 为什么迎着阳光会打喷嚏?

加了一夜的班,又或者玩了一个通宵的游戏,走到阳光明媚的室外,舒畅地伸个懒腰,然后……便是一个酣畅淋漓的喷嚏,这样的经历你有过吗?

亚里士多德(Aristotle)曾经认为,迎着阳光会打喷嚏是由于阳光的热量作用在鼻子上,诱发了喷嚏。可回过头来一想,闭上眼睛朝着太阳的时候为啥就不打喷嚏了? 难道闭上眼睛阳光就不照鼻子上了?

事实上,被强光刺激会觉得鼻子发痒、打喷嚏的现象称为"光喷嚏反射",更正式的学名叫作"细胞显性遗传性强迫性日光视神经喷发综合征"(Autosomal Dominant Compelling Helio-ophthalmic Outburst Syndrome),名字挺长,各位记个英文缩写就好——ACHOO。

ACHOO,是一种常染色体显性遗传性状,研究人员在 2010 年通过对 1 万多名志愿者进行基因检测,发现了两个与 ACHOO 有关的位点,一个是 rs10427255,还有一个嘛,他们也不太确定。人群中大概有 1/3 的人会出现 ACHOO,所以,这种情况是遗传性的,而且不分男女。

当我们的鼻腔黏膜感受到异物刺激,鼻腔就向大脑发送信号,而为了不让这个异物留在鼻腔里,大脑就要控制鼻腔把这个异物排出去,于是就打喷嚏。鼻黏膜通过三叉神经(第 5 对颅神经)向大脑传输信号,而三叉神经与视神经(第 2 对颅神经)有个交叉点。眼睛感受到强光刺激时,刺激信号沿着视神经向大脑传导,当信号通过与三叉神经的交汇点时,三叉神经就来了个

"见者有份",兴冲冲地也向大脑发送了信号,最后,大脑这个总指挥就向鼻腔发出了错误的信号——打喷嚏!怎么样,这个天赋技能点,你悟到了吗?

📖 参考文献

Eriksson N., Macpherson J. M., Tung J. Y., et al. Web-based, participant-driven studies yield novel genetic associations for common traits [J]. PLoS Genetics, 2010, 6(6).

11 长期夜班,癌症发病风险增加

总有些人需要上夜班,例如医务人员、安保人员、程序员等。想要获得更好的收入,往往意味着长期加班,甚至通宵达旦。被某些知名人士吹嘘的"996""007"真的好吗?

华西医院一项涵盖亚洲、北美、欧洲、澳大利亚包含 390 万名参与者、11 万个事件的 Meta 研究,为人们揭示了隐藏在长期夜班背后的令人心惊的真相:长期夜班工作与增加乳腺癌(32%)、消化系统癌症(18%)、皮肤癌(41%)的发病风险相关;夜班工作每增加 5 年,乳腺癌的风险增加 3.3%。

华盛顿州立大学的研究人员通过模拟轮班工作实验发现,夜班人员的细胞更易受到辐射等外部因素的损害;同时,与癌症相关的基因在夜班条件下失去了节律性,从而降低了人体 DNA 修复过程的有效性,最终结局便是夜班人员面临更高的患癌风险,且不限于单一癌症!

长期从事夜班工作的人员,需要获得更多具有人文关怀和行之有效的措施,例如定期接受体检和癌症筛查。而所谓的"996 是福报",纯属扯淡!

生活小知识

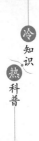

📖 参考文献

Xia Yuan, Chenjing Zhu, Manni Wang, et al. Night shift work increases the risk of multiple primary cancers in women : A systematic review and Meta-analysis of 61 articles [J]. Cancer Epidemiology Biomarkers & Prevention, 2018, 27(1): 24 – 40.

Bala S. C. Koritala, Kenneth I. Porter, Osama A. Arshad, et al. Night shift schedule causes circadian dysregulation of DNA repair genes and elevated DNA damage in humans [J]. Journal of Pineal Research, 2021, 70(3).

12 睁眼打喷嚏会把眼球从眼眶中弹出?

大概从我奶奶的奶奶那辈儿开始就有这么一种说法:睁着眼睛打喷嚏,会把眼球从眼眶里弹出去!事实上,这只是一种谣言。

打喷嚏时的确会使眼球的相关应变压力上升,但这种上升的应变压力仅仅发生在血管,而非周围肌肉。这种眼内毛细血管压力上升可导致血管破裂;而有视网膜裂孔病史的患者还可能出现视网膜脱落。至于"眼球从眼眶中弹出"这种说法,即使打喷嚏时睁着眼睛,打喷嚏的压力也不可能导致眼球弹出!

虽然没有确切的研究数据来解释为什么人们在打喷嚏时会闭眼,但研究人员推测,这可能反映了人体的一种保护机制。他们认为,打喷嚏时闭上眼睛是一种自主反射,是应对刺激的一种无意识运动。

机体通过打喷嚏这种方式主动清理鼻腔中的刺激性物质,

而此时自动关闭眼睑,也就是闭眼动作能阻止更多的刺激物进入眼睛。研究人员认为,那些因剧烈打喷嚏导致眼球半脱位或脱位的报道(比较著名的是 1882 年《纽约时报》报道,一位女性打喷嚏导致眼球错乱)可能只是一种机缘巧合,而宣称打喷嚏时的压力会使眼球从眼眶弹出是不负责任的。

打喷嚏时闭眼并不是固定或强制性的,不信,你可以试试。

📖 参考文献

Nicole Bender. Can you sneeze without closing your eyes? [EB/OL]. [2016 - 12 - 08]. http://www.futurity.org/eyes-sneezing-1312912-2/.

13 手术中医务人员放屁会污染手术室吗?

说真的,有时候医务人员的脑洞确实有点大!这不,英国一位手术室护士提出了一个看起来似乎有一些令人啼笑皆非的问题——放的屁中有细菌吗?因为她在一次手术过程中没忍住,悄悄地放了一个屁,于是具有极强责任心的她就产生了这样的疑问,她的屁会不会污染手术室的无菌环境?是否会对正在接受手术的患者造成危害?

为了解决这一问题,卡尔·克鲁谢尼克基(Karl Kruszelnicki)和微生物学家卢克·田纳特(Luke Tennent)共同设计了一个实验:参与实验的志愿者分别在穿裤子和脱裤子两种情况下,在距离培养皿 5 厘米处对着培养皿放屁,然后将被屁接触过的培养皿进行过夜培养。通过对培养皿进行观察,他们发现,被屁直接喷过(脱了裤子放屁)的培养皿生长了两种不同的细菌,分别为人体肠道内和皮肤上的常见细菌;而被裤子阻隔的培养皿(穿着裤子放屁)则没有任何菌落生成。两位研究者认为,肠道

生活小知识

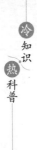

细菌是放屁时被气体从体内带出，而皮肤细菌则可能是放屁产生的气流将附近皮肤上的细菌吹落到培养皿上。

由此看来，"脱裤子放屁"可能会污染手术室，而"穿着裤子放屁"就不需要担心了。

📖 参考文献

Do farts carry germs? Well, it depends on whether you are wearing pants [EB/OL]. [2014 - 08 - 27]. http: //www. discovermagazine. com/the _ sciences/do-farts-carry-germs-well-it-depends-on-whether-you-are-wearing-pants♯.

14 远离痔疮，先放下你的手机

"十人九痔"，听说过没？"少年得痔"，有没有？被痔疮折腾到坐卧不宁的感受，了解一下？

言归正传，实际上，我国痔疮的发病率并没有那么高，约为 50%～60%（孕妇发病率为 76%），而其中 5% 的患者会出现便血或痔脱垂的表现，这与欧美发达国家的水平差不多，和你吃不吃辣基本没什么关系。

"痔是肛垫病理性肥大、移位及肛周皮下血管丛血流淤滞形成团块，并由此带来包含出血、疼痛、脱垂等症状的疾病"。[①] 国外的名称就更简单直接了，就两个词，要么"hemorrhoids"（词根"hemo"，表示"血"的意思），要么"piles"（一堆、一坨），痔疮可不就是那一坨老是出血的玩意儿嘛?!

好好的，为什么会得痔疮呢？有的人是天生的，这与衰老和

---

① 痔诊治暂行标准[J]. 中华外科杂志，2000(12)：891.

遗传有关，没办法。有的人是后天的，除了长期便秘、腹泻或者有腹部肿瘤、肝硬化、心衰等疾病因素外，剩下的就和你"作"有关系了。久坐或者久站都会影响直肠海绵体（由肛垫和肛周皮下血管丛组成）的静脉回流，直肠海绵体过度膨胀，时间一久，海绵体的支撑结构失去弹性，最终形成痔疮。警察叔叔、"程序猿"，那是工作要求，你说你揣个手机蹲厕所，没有半小时绝对不出来，不是"作"，是什么？

给点建议以减少痔疮的发生率。

（1）多喝水、多吃富含纤维的食物，保持大便通畅；

（2）纠正不适当的排便习惯（尤其是蹲在厕所玩手机）；

（3）必要时，温水坐浴促进肛周血液循环；

（4）注意饮食卫生，预防腹泻。

以上四点不仅可以预防痔疮的发生，而且对于有症状但尚可耐受的早期痔疮患者同样具有治疗效果。

📖 参考文献

中华医学会外科学分会结直肠肛门外科学组，中华中医药学会肛肠病专业委员会，中国中西医结合学会结直肠肛门病专业委员会. 痔临床诊治指南(2006版)[J]. 中华胃肠外科杂志，2006，9(5)：461 - 467.

Diseases of the Colon & Rectum. The American Society of Colon and Rectal Surgeons Clinical Practice Guidelines for the Management of Hemorrhoids [J]. Diseases of the Colon and Rectum, 2018, 61(3)：284 - 292.

15 早餐前锻炼，有益身体健康

健康管理，体育锻炼是必修课。有的人选择晨练，有的人更

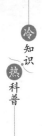

爱夜跑,还有的人什么时候有空什么时候锻炼。那么,一天中什么时间锻炼对人体最有益呢?

英国学者在《临床内分泌与代谢杂志》(*The Journal of Clinical Endocrinology and Metabolism*)上发表了他们的研究结果:早餐前锻炼能燃烧更多的脂肪,改善机体对胰岛素的反应,降低2型糖尿病及心血管疾病的风险。研究者认为,早餐前锻炼对身体最有益!

研究者对参与研究的30名肥胖或超重的男性志愿者进行了为期6周的干预实验,将这些志愿者分为早餐前运动组、早餐后运动组、随意运动组(对锻炼时间段不做任何干预),各组的运动课程相同,食物摄入也相同。6周后,研究者发现,早餐前锻炼的参试者肌肉对胰岛素反应较其他两组更灵敏,肌肉中的蛋白质增加更显著。经过6周的观察,早餐前锻炼的参试者燃脂量是早餐后锻炼者的两倍,而体重的变化与其他参试者并无差异。不理解这是什么意思?妥妥的减脂增肌!

早餐前锻炼能使人体对胰岛素做出更好的反应,能控制血糖水平,降低糖尿病和心血管疾病的风险。

📖 参考文献

R. M. Edinburgh, H. E. Bradley, N. F. Abdullah, et al. Lipid metabolism links nutrient-exercise timing to insulin sensitivity in men classified as overweight or obese [J]. The Journal of Clinical Endocrinology and Metabolism, 2020, 105(3): 660‑676.

16 电子产品的蓝光会加速衰老

防蓝光,你肯定知道。防蓝光镜片、防蓝光贴膜……或多或少，生活中都会接触到防蓝光产品。蓝光有什么危害？通常的说法是：波长 400 nm～480 nm 的蓝光具有引起视疲劳，使黄斑区毒素量增加，诱发视网膜损害等危害，但仅此而已吗？

美国俄勒冈州立大学的研究者发现，手机、电脑等电子产品所产生的蓝光波长除了损害视网膜外，还可损伤大脑细胞，加速衰老！这项研究结果刊登在《病苗和老化机制》(*NPJ Aging and Mechanisms of disease*)上。

研究人员将果蝇（果蝇的细胞发育机制与人类相同，是常用的科研生物）每天 12 小时暴露于手机、平板电脑等电子设备常见的蓝光波段中。与不接触此类蓝光波段的果蝇相比，暴露在蓝光下的果蝇视网膜细胞和大脑神经元受损，进而出现了运动能力损伤。而通过进一步的研究，研究人员发现了一项令人吃惊的事实：没有眼睛的果蝇也表现出了脑功能受损以及运动障碍！这说明，蓝光造成的损伤并不完全通过眼睛来实现！这些暴露在蓝光下的果蝇，其寿命大大缩短！

吃不吃惊？意不意外？防蓝光镜片、防蓝光膜，赶紧安排上吧！

📖 参考文献

Trecor R. Nash, Eileen S. Chow, Alexander D. Law, et al. Daily blue-light exposure shortens lifespan and causes brain neurodegeneration in Drosophila [J]. NPJ Aging and Mechanisms of Disease, 2019, 17 (5): 8.

17 吃得太咸，不光会齁，还会笨

众所周知，高盐饮食会引起心脑血管疾病、肾病、肥胖等一

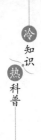

系列健康问题,但你未必知道,吃得太咸,还能引起认知功能障碍,也就是通常说的"变笨"。

美国威尔康奈尔医学院(Weill Connell Medicine,美国常青藤大学康奈尔大学旗下,是美国顶尖医疗及教学机构)的研究人员在《自然》(*Nature*)杂志刊登了他们的研究结果。

研究人员给实验小鼠喂食了含盐量为普通饮食6～8倍的食物,连续4周对实验小鼠的大脑皮质进行观察。研究者发现,小鼠大脑中tau蛋白磷酸化修饰显著增加,而这种蛋白病变在阿尔茨海默病(AD)中具有重要作用。

研究人员表示,过量地摄入盐,血管内皮细胞一氧化氮产生量减少,而一氧化氮的减少,在神经细胞中激活了参与tau蛋白磷酸化的酶——CDK5(细胞周期蛋白依赖性激酶5),tau磷酸化水平显著升高。这种过磷酸化是tau蛋白自微管脱落,发生聚集后形成纤维束,最终导致神经纤维纠缠(AD的重要病理学特征)。摄入过量的盐会导致血管内皮细胞功能障碍,造成一氧化氮减少,tau磷酸化增加,形成神经纤维纠缠。

为脑子着想,还是少吃点盐。粗茶淡饭,古人诚不欺我!

📖 参考文献

Giuseppe Faraco, Karin Hohrainer, Steven G. Segarra, et al. Dietary salt promotes cognitive impairment through tau phosphorylation [J]. Nature, 2019,574(7780):686-690.

18 PM₂.₅ 与暴力犯罪

天气不好,心情就不好,而一旦心情不好,磕磕绊绊的情况似乎就增加了。这并不是猜想,事实就是如此!

美国研究者分析了空气污染（$PM_{2.5}$ 和臭氧超标）与暴力犯罪的相关性。他们发现，短期暴露于空气污染与美国各地的暴力犯罪等侵略性行为有密切联系。尤其值得注意的是，这些暴力行为中更多的是家庭暴力！这项研究结果发表在《环境经济与管理学报》(*Journal of Environmental Economics and Management*)上。

研究人员调查了美国 8 年来每日犯罪记录、天气情况、空气污染（尤其是 $PM_{2.5}$ 及臭氧浓度）的详细信息。结果发现，空气污染的增加与暴力犯罪的增长呈正相关，当每日 $PM_{2.5}$ 每立方米增加 $10\,\mu g$，暴力犯罪率（几乎所有的暴力犯罪案件均为攻击性行为）增加 1.4%；而当空气中臭氧含量增加时，暴力犯罪率同样也出现了增高。值得重视的是，这些犯罪记录中 56% 的暴力犯罪以及 60% 的攻击性行为均发生在家庭内部，也就是常说的家庭暴力！

研究者指出，在这项研究中所涉及的犯罪不仅是肉体上的侵犯，而且还可以是语言上的攻击，当人们遭受更多的污染时，会出现更强的侵略性，对于某些琐事的争执也可能会进一步升级！

虽然为何暴露在受污染环境中会更具有攻击性，其中的生理机制尚不得而知，但少开车、多种树、节能减排、保护环境是利国利民、福泽后代的好事情。往近了说，蓝天白云，毕竟让人心情倍感舒畅！

📖 参考文献

Jesse Burkhardt, Jude Bayham, Ander Wilson, et al. The effect of pollution on crime: Evidence from data on particulate matter and ozone [J]. Journal of Environmental Economics and Management, 2019(98).

生活小知识

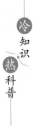

19 睾丸素与自私行为

睾丸素（testosterone），又称睾酮，是一种由性腺合成的内分泌激素，是维持正常性欲及生殖功能的激素，也是最重要的雄性激素。健身的人对于睾丸素一定不陌生，这绝对属于增肌减脂、提高运动能力的"大杀器"，当然这也是奥运史上臭名昭著的兴奋剂之一。

2021 年 3 月，来自深圳大学、上海体育学院、北京大学、上海外国语大学、四川师范大学以及瑞士苏黎世大学（University of Zurich）的研究人员在《美国科学院院刊》（*Proceedings of the National Academy of Sciences of the United States of America*）上发表了题为《睾酮通过皮层和皮层下机制降低慷慨度》（Testosterone reduces generosity through cortical and subcortical mechanisms）的研究报告。研究报告指出，睾丸素破坏了涉及自我感知、自我处理的大脑颞顶交界处的活动和功能性连接，高水平的睾丸素会导致男性做出更自私的选择！

研究人员招募 70 名 18～25 岁的男性志愿者，随机分为两组：一组使用含有 150 mg 睾丸素的凝胶涂抹上臂；另一组只给予普通凝胶。研究人员利用功能性磁共振（fMRI，一种神经影像学方式，用磁振造影来测量神经元活动所引发的血流动力学改变，以研究大脑的记忆、注意力、决策能力等，也可用于识别研究对象所见到的图像或者阅读的词语）对参试者进行"社交距离"评估（一种描述个人在生活中与他人情感亲密度的方法，1 表示最亲近，100 表示最疏远）。之后，参试者再完成指定的"社会折扣任务"（用于评估受试者的自私行为或慷慨行为）。实验结果显示,所有参试者对于越疏远的人就越不慷慨;而相对于使用安慰剂的参试者,使用了睾丸素的参试者对他人的慷慨程度下降更为迅速。简而言之,雄激素水平高的男性更自私、更小气!

顺便提一下,雄激素(睾酮)水平高的男性除了比较小气之外,还可能出现更多的脱发、前列腺癌,甚至攻击行为。锻炼身体,求的是强身健体。滥用药物,当心得不偿失。

📖 **参考文献**

Jianxin Ou, Yin Wu, Yang Hu, et al. Testosterone reduces generosity through cortical and subcortical mechanisms [J]. Proceeding of the National Academy of Sciences of the United States of America, 2021, 118 (12).

20 一天一个鸡蛋就够了

一天吃几个鸡蛋?这个看似简单的话题已经在学术界争执了十几年。一些研究认为,鸡蛋的摄入量与心血管疾病的风险没有什么联系,而有的研究则显示吃的鸡蛋越多,心血管疾病风险越高⋯⋯那么,到底一天吃几个鸡蛋才好?

一项发表在《英国医学》杂志(BMJ)上的 meta 分析(用统计学方法对收集的多个研究资料进行分析和概括,以提供量化的平均效果来回答研究的问题)为这个问题进行了总结:一天一个鸡蛋就够了!

这项研究囊括了 215 645 名参试者,这些参试者均无心血管疾病、糖尿病以及肿瘤疾病,研究者通过 32 年的随访,对参试者新发心血管疾病(包括非致死性心肌梗塞、致死性冠心病和脑

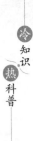

卒中等)与鸡蛋摄入量之间的关系进行了分析研究。在调整了与鸡蛋摄入量相关的最新生活方式及饮食因素后发现,每天一个鸡蛋与心血管疾病风险无关;而一天一个鸡蛋与亚洲人群较低的潜在心血管疾病风险有关。

📖 参考文献

Jean-Philippe Drouin-Chartier, Siyu Chen, Yanping Li, et al. Egg consumption and risk of cardiovascular disease: three large prospective US cohort studies, systematic review, and updated meta-analysis [J]. BMJ, 2020(4): 368.

21 含糖饮料与健康危机

辛苦了一天,有点乏了,来杯甜腻腻的奶茶或一瓶冰镇"快乐肥宅水"(可乐),是不是感觉顿时愉悦了起来呢? 甜食的确增加了脑内多巴胺的分泌,让人感到愉快,但你是否了解潜藏在这种愉悦背后的健康危机?

研究者通过一项历时 20 年的随访研究,调查了 106 178 名无心血管疾病和糖尿病病史的女性,探讨了含糖饮料消费量与心血管疾病(CVD)风险的关系。研究发现,与很少或从不喝含糖饮料(包括热量软饮料、含糖瓶装水或茶以及水果饮料)的人相比,每天喝汽水的女性 CVD 总体风险增加 23%;每天喝一种或多种加糖果汁饮料的女性,CVD 风险增加 42%!

什么? CVD 你不怕? 那 Ca(cancer,肿瘤)你怕不怕?

法国研究者发现,含糖饮料的摄入与整体癌症和乳腺癌的风险呈正相关。每天饮用 100 ml 含糖饮料会导致患癌整体风险增加 18%,患乳腺癌风险增加 23%。对了,纯果汁也会产生同样影响!

含糖饮料并不是那么友好,美国心脏协会(AHA,心脏病学领域比较重要的学会之一)给出的建议是:大多数女性每天糖的摄入量不超过 25 g(差不多 6 茶勺),而男性一般不超过 38 g(9 茶勺左右)。顺便说一句(by the way),为了减少民众对于含糖饮料的摄入,英、法两国已经开始对消费含糖饮料施行"罪孽税"(sin taxes)!对,你没有看错,购买含糖饮料要额外交税!

话说回来,富含苯丙氨酸的杏仁、鸡蛋以及富含色氨酸的肉类一样能使人心情愉悦。所谓"条条大路通罗马",又何必单恋奶茶"一枝花"呢?

📖 **参考文献**

Lorena S. Pacheco, James V. LaceyJr, Maria Elena Martinez, et al. Sugar-sweetened beverage intake and cardiovascular disease risk in the California teachers study [J]. Journal of the American Heart Association, 2020,9(10).

Eloi Chazelas, Bernard Srour, Elisa Desmetz, et al. Sugary drink consumption and risk of cancer: results from NutriNet-Santé prospective cohort [J]. BMJ, 2019(10).

22 牙刷上的微生物

有研究表明,每次冲马桶都会产生数千个含有细菌和病毒的气溶胶(由固体或液体小质点分散并悬浮在气体介质中形成的胶体分散体系,大小约为 $0.001 \sim 100 \, \mu m$)液滴,足以污染马

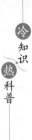

桶周围 1.83 m 范围内的物体。于是,一个有"味道的问题"就来了——你的牙刷放在哪儿?冲马桶是否会污染牙刷?

一项名为"牙刷微生物组计划"的研究围绕这一问题展开。研究人员收集了 34 名志愿者使用过的牙刷,从这些牙刷上提取 DNA 以检测微生物种群,并与人体不同部位的微生物组进行鉴别。研究结果显示,牙刷上的微生物与口腔和皮肤上的微生物种群有很多共同之处,而与人类肠道内的微生物几乎没有共同点!

在分析了牙刷上微生物的多样性后,研究人员发现,口腔卫生良好的人,尤其是经常使用牙线和漱口水的人,他们牙刷上的微生物群落更少。同时,口腔卫生较好的人,其牙刷上的微生物具有更多的抗菌素耐药性基因,但这些微生物与人体并不匹配,可能来源于室内的空气或灰尘。

好了,下面划重点。

(1)并不是说冲马桶产生的气溶胶不会落在牙刷上,但事实上,牙刷上绝大多数的微生物可能都来自口腔!

(2)除非你的牙医推荐,否则并不需要使用抗菌牙膏和牙刷。使用抗菌素,在去除微生物的同时还会使幸存的微生物产生耐药性!

不管你的牙刷放在哪儿,好好刷牙。"牙齿倍儿棒,吃嘛儿嘛儿香",这是咱们的追求!

📖 **参考文献**

Ryan A. Blaustein, Lisa-Marie Michelitsch, Adam J. Glawe, et al. Toothbrush microbiomes feature a meeting ground for human oral and environmental microbiota [J]. Microbionme, 2021, 9(1): 32.

23 少用纸杯，不仅环保，而且对身体好

一次性纸杯，你一定用过。不管是上班路上来杯星巴克，还是办公室里给来访者泡杯茶，哪个用的不是一次性纸杯？这种既轻巧便捷又价格低廉的纸杯，真的安全吗？

说到这儿，咱们得先聊聊为什么纸杯不漏水。纸杯的内表层通常衬有一层疏水性薄膜，而这种薄膜往往是由高密度聚乙烯（HDPE）制成。对，你没有看错，更不用太吃惊。就好像肉夹馍其实是馍里夹了肉、老婆饼里其实没老婆一样，纸杯有了这层致密结构的膜才不漏水。

聚乙烯，这玩意儿是用来制塑的，塑料杯子不能倒热饮，那纸杯呢？印度学者为了寻找这一问题的答案，展开了研究。研究人员进行了两项实验，以确定纸杯盛装热水后，内衬 HDPE 膜是否会发生降解。

第一个实验，研究者将 85～90℃的超纯水（只有 H_2O，不含其他离子）倒入一次性纸杯并静止 15 分钟，随后使用荧光显微镜分析杯中热水，以确定其中是否存在微塑料及其他粒子。

第二个实验，研究者在 30～40℃温热纯水中分离纸杯内衬的疏水性薄膜，然后将薄膜置于 85～90℃的热水中浸泡 15 分钟，然后检查薄膜暴露于热水前后的理化性能以及机械能发生的变化。

结果相当遗憾，所有的纸杯样品均出现了微塑料释放到热水中的情况，而这些微塑料正在成为人类健康的主要威胁。同时，研究人员还在水样中检测到了铅、铬、镉、砷等有毒重金属离子。研究人员通过扫描电子显微镜照片发现，一次性纸杯暴露

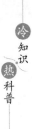

于热液体中 15 分钟，100 ml 的液体中大约会释放出 102 亿个亚微米级颗粒，而微米级的微塑料颗粒约有 2.5 万个！

这一研究的相关论文发表在《危险材料杂志》（*Journal of Hazardous Materials*）上。好吧，这杂志听起来就有点瘆得慌。

突然觉得，当年爷爷留下来的大瓷缸子，挺好……

📖 参考文献

Ved Prakash Ranjan, Anuja Joseph, Sudha Goel. Microplastics and other harmful substances released from disposable paper caps into hot water [J]. Journal of Hazardous Materials, 2021(404).

24 "每天一苹果，医生远离我"？

小时候，家里有个盘子，上面印着——"每天一苹果，医生远离我"。于是乎，在那个苹果还算是稀罕玩意儿的年代，每次吃苹果，那是连核儿都不剩。时代在发展，随着我们实现了"车厘子自由"，日常生活中可供选择的水果蔬菜越来越多。那么，水果蔬菜怎么吃才算最好？

哈佛医学院一项关于水果、蔬菜饮食摄入量与健康的研究给了我们一些建议。研究人员追踪了 10 万名美国男性和女性，并进行了长达 30 年的饮食习惯跟踪调查，研究人员每 2～4 年调整一次饮食习惯调查表，最终将收集到的数据与参试者的健康状况、因各种疾病导致的死亡率进行比较。研究人员整理了 26 项涵盖亚、非、澳、欧、美等 29 个国家和地区的近 200 万名参试者的数据，分析水果蔬菜摄入量与死亡率之间的关系。

研究结果显示，不管是每天只吃水果或蔬菜，还是不同的水果与蔬菜组合，每天摄入约 2 份水果、3 份蔬菜的饮食组合，其全因死亡风险最低！总体来说，"2＋3"组合摄入的人群，全因死亡风险降低13%，心血管疾病(包括心脏病和脑卒中)死亡率降低12%，癌症风险降低10%，呼吸道疾病(慢性阻塞性肺病)死亡率降低35%。

讲到这里，笔者也有点迷惑，这"1份"究竟是多大的量呢？要是在南方，"1份"可能也就几片；而要是在北方，可能就是一大盆了。研究人员也意识到了这个问题，他们表示，"此项研究依赖于参试者自我报告的食物摄入量，这取决于参试者记录自己所吃食物的真实性，所以可能不够准确"。但基于这项实验的大量本土样本以及来自全球的26个队列研究，研究者很有信心地认为，"2＋3"的水果与蔬菜组合摄入有利于降低死亡率，"具有生物合理性，可以应用于广泛的人群"。

该项研究的结果发表在《循环》(*Circulation*)杂志上。

美国心脏协会营养委员会主席安妮·桑代克博士(Dr. Anne Thorndike)给出了一种比较实用的描述，在用餐时，保证餐桌上看起来至少有一半的盘子里装着水果和蔬菜。

需要注意的是，并不是所有的水果蔬菜都能够带来相同程度的健康收益，例如，豌豆和玉米等淀粉类蔬菜与死亡风险的降低并无关系。总体来说，均衡饮食，尽可能多地食用各种水果和蔬菜，对于健康还是有益的。

📖 参考文献

Dong D. Wang, Yanping Li, Shilpa N. Bhupathiraju, et al. Fruit and vegetable intake and mortality: Results from 2 prospective cohort studies of US men and women and a meta-analysis of 26 cohort studies [J]. Circulation, 2021(17): 1642－1654.

生活小知识

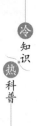

25 抽烟，会让人看起来更老

回想一下，第一次抽烟是出于什么原因，好奇，还是觉得这样很爷们，很酷？事实上，吸烟会让你看起来显得更苍老。

英国研究人员联合应用"孟德尔全基因组关联研究"（MR-pheWAS，应用基因组中的单核苷酸多态性为分子遗传标记，进行全基因组水平上的对照分析或相关性分析，通过比较发现影响复杂性状的基因变异）和"环境基因研究"（GeX，研究环境应答基因的多样性，并在病因学研究中探索基因与环境的相互作用），以探讨吸烟与面部衰老之间的关系。

这一研究共有 503 325 名年龄在 37～73 岁之间的参试者，分析了 18 513 个与吸烟有关的测试序列。研究人员发现，相对于不吸烟的同龄者，吸烟者面部衰老得更快；长期吸烟者，即使已经戒烟，这种面部衰老依然存在。虽然研究人员尚无足够证据证明是否吸烟导致基因变异，使吸烟者面部衰老，但吸烟这一习惯性行为确确实实地影响了吸烟者的面部衰老程度。

举个例子：一个吸烟者每天抽 5 支烟并持续 12 年，或者一个曾经的吸烟者，每天抽 5 支烟并持续 21 年，但在 10 年前戒烟。这些人被评估为"看起来比实际年龄更老"的可能性会增加 1.6 倍！

实际上，早在 1991 年就有报道指出，吸烟直接导致了面部皱纹的过早产生。而对于那些认为吸烟可以扮酷耍帅撩妹的人，很抱歉，要让你失望了，抽烟只能让你的吸引力变差！

烟，能戒就戒了吧。现如今，沧桑的"欧吉桑"已经过时（out），做个健康阳光的"欧巴"，挺好！

📖 **参考文献**

Louise A. C. Millard, Marcus R. Munafò, Kate Tilling, et al. MR-pheWAS with stratification and interaction: Searching for the causal effects of smoking heaviness identified an effect on facial aging [J]. PLoS Genet, 2019(10).

Kadunce D. P., Burr R., Gress R., et al. Cigarette Smoking: Risk Factor for Premature Facial Wrinkling [J]. Annals of Internal Medicine, 1991(10): 840-844.

Skinner A. L., Woods A., Stone C. J., et al. Smoking status and attractiveness among exemplar and prototypical identical twins discordant for smoking [J]. Royal Society Open Science, 2017(12).

26 接种 HPV 疫苗，得趁早

HPV（人类乳头状病毒）疫苗，作为人类首个癌症疫苗绝对会在历史上留下浓重的一笔。作为 2006 年取得 FDA 认证并首次上市（CFDA 于 2016 年 7 月批准 HPV 疫苗在中国上市）的新疫苗，一部分女性已经错过了最佳接种时间（9～26 周岁）。那么，补种 HPV 疫苗是否能取得相同的健康收益呢？

美国哈佛大学联合澳大利亚新南威尔士洲癌症委员会，通过两个独立建模小组的 HPV 感染和宫颈癌的微观模型对上述问题进行研究。研究人员采用了"质量调整生命年"的概念（QALYs，一种同时考虑了健康干预措施，例如接种 HPV 疫苗，对患者生存时间和生存治疗两方面影响的综合指标），用以直观计算 HPV 疫苗对健康和预期寿命的影响。

研究结果显示，将 HPV 疫苗的接种年龄上限从 26 岁提高

生活小知识

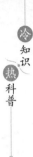

到 45 岁,每 QALY 所消耗的医疗成本(包括疾病治疗、疫苗接种、宫颈癌筛查的直接医疗费用)在 315 700 美元~440 600 美元之间,远大于 200 000 美元的普通上限。这笔经济账真的不太划算!

这项研究报告于 2021 年 3 月 11 日发表在《公共科学图书馆·医学》杂志上,但比较有趣的是,该研究的数据和结论被 CDC(美国疾病控制中心)所采纳,并作为接种 HPV 疫苗的指南。

美国接种 HPV 疫苗的官方机构建议:11~12 岁的人需要接种 HPV 疫苗的,可在 26 岁之前可以补种。而 26 岁以上的成年人则没有特别建议,临床医生和患者可以根据个人情况决定。

HPV 疫苗接种,目前世界上做得最好的是澳大利亚。从 2007 年开始,澳大利亚政府就施行了国家免疫计划,为全体 12~13 岁的相关人群提供免费的 HPV 疫苗。

(1)目前的 HPV 疫苗是预防性的,因此,在感染 HPV 之前接种是最有效的。而人类在性行为开始后,就可能接触 HPV,一旦感染,疫苗对病毒并没有清除作用。所以,HPV 疫苗接种要趁早!

(2)HPV 不是女性专有,HPV 疫苗也不是女性专用。所以,男女都要打!男女都要打!!男女都要打!!!重要的事情说三遍。

最后,吐个槽——预约接种 HPV 疫苗,真难!

📖 参考文献

Jane J. Kim, Kate T. Simms, James Killen, et al. Human papillomavirus vaccination for adults aged 30 to 45 years in the United States: A cost-effectiveness analysis [J]. PLoS Medicine, 2021, 18(3).

27 戴眼镜可降低新冠肺炎感染

2020年大事件，新冠疫情必定榜上有名。封城、逆行、居家隔离……一桩桩、一件件，历历在目。截至2021年6月30日，全球累计新冠确诊病例超过1.81亿人，死亡逾393万人。[①]

说点轻松的，疫情期间，江西援鄂医疗队的研究团队在救治新冠患者的同时，还在《美国医学会眼科杂志》(*JAMA Ophthalmology*)上发表了一篇极具影响力的研究报告：戴眼镜可降低新冠肺炎感染。影响力有多大？报告刊登后，JAMA官网连续30天浏览量排名第一，包括《纽约时报》在内的111家新闻媒体争相报道。截至2021年3月，该报告获得327 416次下载。

研究团队收集了2020年1月27日—2020年3月13日收治的276名新冠肺炎确诊病例的临床资料以及佩戴眼镜的情况。在这些确诊病例中，16人(5.8%)为近视患者，佩戴眼镜时间超过8小时/天，远低于湖北省31.5%的近视率。这一结果提示：戴眼镜的人似乎更不容易感染新冠病毒。

研究人员认为，与不佩戴眼镜的人相比，佩戴眼镜的人用手直接接触眼睛的情况更少，这可能是佩戴眼镜降低了新冠病毒感染的主要原因。

由于这项研究的样本量较少、匹配对照有限、抽样调查受限等原因，故在一定程度上限制了研究结果的说服力。但是，这一

---

① 世卫组织. 全球累计新冠确诊病例达181 521 067例[EB/OL]. [2021 - 07 - 05]. http：//www. legaldaily. com. cn/government/content/2021-07-05/Content_8541838. htm.

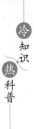

研究对于预防新冠肺炎提供了一种可能性,即"公众使用普通眼镜可能会在一定程度上保护不受新冠病毒感染"。

疫情依然没有结束,393万人,这不仅仅只是一个数字,在它的背后,是一个个破碎的家庭……

即便是在实施全民接种新冠疫苗的当下,包括欧美在内的各国学者表示,已经放弃"达到群体免疫,并由此彻底终结新冠疫情"的期望。这说明即使通过疫苗接种以获得足够高比例的对新冠病毒免疫的人群,依然无法隔断病毒的传播。佩戴口罩、保持社交距离、勤洗手、避免用手触碰眼睛,这仍然是最有效的预防新冠病毒的方式。

📖 参考文献

Weibiao Zeng, Xiaolin Wang, Junyu Li, et al. Association of daily wear of eyeglasses with susceptibility to Coronavirus Disease 2019 Infection [J]. JAMA Ophthalmol, 2020(11): 1196-1199.

Lisa L. Maragakis. Eye protection and the risk of Coronavirus Disease 2019: Does wearing eye protection mitigate risk in public, non-health care settings? [J]. JAMA Ophthalmol, 2020(11): 1199-1200.

Christie Aschwanden. Five reasons why COVID herd immunity is probably impossible. Even with vaccination efforts in full force, the theoretical threshold for vanquishing COVID-19 look to be out of reach [J]. Nature, 2021(18): 520-522.

肥 胖 类

28 肥胖与智商

《后汉书·边韶传》中有一段话："边孝先,腹便便"。"大腹便便"这个词就是这么来的。我们都知道,腹部脂肪与心脏病、2型糖尿病、高血压以及过早死亡的风险增加有关,那么肥胖与智商之间又有何联系? 英国的研究人员在《神经病学杂志》(Neurology)上发表的一篇研究为我们揭示了这一问题的答案。

通过对9 600多位志愿者进行研究,测量他们的BMI(体重指数)和腰臀比(WHR),并进行MRI(核磁共振)测定脑容量。结果发现,肥胖指标越高,大脑灰质的体积就越小;中心性肥胖(WHR女性>0.85,男性>0.9)指数越高则脑容量(包括尾状核、壳核、苍白球和伏隔核)越小!

虽然肥胖与脑萎缩之间的相互机制尚不清晰,但是,研究者提出一种假说,即腹部脂肪会产生炎性物质,而这些炎性物质可能在脑萎缩中起到了作用。

现在我们知道了,"胸大无脑"那是假的,"肚大无脑"倒是真的!

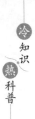

📖 参考文献

Mark Hamer, G. David Batty. Association of body mass index and waist-to-hip ratio with brain structure: UK Biobank study [J]. Neurology, 2019(6).

29 喝咖啡的女性，身材更好

精致的妆容，外加一杯星巴克，这似乎成为办公室小姐（office lady）的标配。咖啡不仅能助你"凹"得一手好造型，而且能让女性拥有更低的全身和腹部脂肪！

不要怀疑，这项研究结果已经刊登在《营养学杂志》（*The Journal of Nutrition*）上。

研究人员采用 FFQ（食物频度问卷）评估了 2003—2004 年以及 2005—2006 年 20～69 岁成年人的咖啡消耗量，并使用 DXA 扫描（一种医学测试，一般用于评估受试者骨密度）测量了参试者躯干脂肪和总脂肪的百分比，对咖啡消耗量与体脂的关系进行了研究。

研究结果显示，对于女性，不管她们消费的咖啡是否含有咖啡因，较高的咖啡摄入量与显著降低的总体脂百分比、躯干体脂百分比呈现剂量—反应关系。在 22～44 岁的女性当中，每天喝 2～3 杯咖啡的，与那些喝得较少甚至不喝咖啡的相比，体脂降低了 3.4%；而 45～69 岁的女性，每天喝 4 杯甚至更多咖啡的，体脂低了 4.1%。总的来说，每天喝 2～3 杯咖啡的所有年龄组女性，平均体脂要低 2.8%。

研究人员认为，咖啡中除咖啡因外的生物活性化物质（可能是多肽）具有调节体重的作用。对于男性来说，咖啡的这种作用就不那么明显了，但提神醒脑的作用还是可以有的。

📖 参考文献

Chao Cao，Qinran Liu，Mohammad Abufaraj，et al. Regular coffee consumption is associated with lower regional adiposity measured by DXA among US women [J]. The Journal of Nutrition，2020(7)：1909 - 1915.

30　有些人胖，那是命中注定的

你是不是总在为自己"坚挺"的 BMI（体重指数）发愁？你是不是总是因为这样或者那样的理由而被沙发"捕获"？今天，咱们要说的是，有些人胖，那还真是命中注定的。

《临床观察杂志》（*JCI Insight*）刊发了一篇报道，阐述了大脑中 Parkar2a 基因（重组人蛋白激酶 A 受体 2a 亚基）与肥胖之间存在的可能的相关性。研究人员通过小鼠实验发现，对于都投喂了高脂饮食的两组小鼠，缺失 Prkar2a 的小鼠比正常小鼠摄入的脂肪和糖更少；同时，缺失 Prkar2a 的小鼠更喜好运动，其运动量是正常小鼠的 2～3 倍。总的来说，Prkar2a 缺失的小鼠发生肥胖的概率更低。

Prkar2a 基因或许是控制肥胖的关键。那些"穿衣显瘦，脱衣有肉"的运动达人，那些对高脂肪食物不太"感冒"的女性，以及对糖类饮料嗤之以鼻的男性，他们也许就是 Prkar2a 基因低表达的幸运儿。

📖 参考文献

Edra London，Jason C. Wester，Michelle Bloyd，et al. Loss of habenular Prkar2a reduces hedonic eating and increases exercise

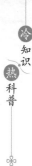

motivation [J]. JCI Insight, 2020(23).

31 生酮饮食

"生酮饮食"(ketogenic-diet，KD)是一种"高比例脂肪水平,低比例碳水化合物水平,蛋白质和其他营养物质合适"的配方饮食。早在19世纪,KD是一种疗效确切的治疗儿童难治性癫痫的非药物疗法,只是近年来,KD在"瘦身""减脂"等关键词的助攻下屡屡登上热搜。

KD的确是一种有效的、健康的饮食方式,美国加州大学研究者于2020年在《细胞》(Cell)上对KD与肥胖之间的关系进行了阐述。研究者招募了17名成年超重或肥胖的非糖尿病男性志愿者,对他们的饮食和运动水平进行监控,发现在标准饮食和KD之间转换会显著改变放线菌、拟杆菌、厚壁菌等常见肠道菌群比例,而最常见的双歧杆菌(一种益生菌)在KD状态降低幅度最大。在随后的动物实验中,研究人员又进一步证实,这些在KD状态下发生改变的微生物种群,特异性地减少了Th17(辅助性T细胞17与自身免疫性疾病相关,具有分泌多种炎症介质的作用)的数量。鉴于肥胖与慢性轻度炎症之间的联系,KD的确可以导致脂肪组织水平下降,尤其是对于患有代谢综合征者,可有助于改善其血糖水平,减少其体内脂肪。

KD是一种"配方饮食",在专业医师、营养师的指导下进行才是明智之选。对于广大受众来说,"管住嘴,迈开腿"是最简单的六字哲言。

📖 参考文献

Qi Yan Ang, Margaret Alexander, John C. Newman, et al. Ketogenic Diet alter the gut microbiome resulting in decreased intestinal Th17 Call [J]. Cell, 2020(6).

肥

胖

类

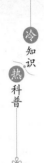

心血管卒中类

32 热水澡降低心血管疾病风险

忙碌了一天,回家洗个热水澡能消除疲劳、改善睡眠。但你是否知道,洗热水澡还能降低心脏病、心源性猝死、脑卒中等心(脑)血管疾病的发生率。

日本学者曾对 30 076 名 40 岁～59 岁既往无心(脑)血管或肿瘤病史的志愿者进行为期 20 年的追踪调查,通过对这些志愿者洗澡习惯和潜在影响因素(包括锻炼、饮食、饮酒、BMI、平均睡眠时间、既往病史和药物使用情况)以及近 20 年内心(脑)血管疾病的发生情况进行分析,每天洗热水澡的志愿者心(脑)血管疾病风险较每周洗澡 1～2 次或根本不洗澡者总体降低28%,而脑卒中的总体风险降低 26%。

该项研究结果发表在《心脏》(Heart)杂志。

该项研究并未揭示洗热水澡降低心血管疾病风险的机制,研究者认为,日本人通常以浸没肩膀的沐浴方式可能对此研究结果有一定影响。

同时,也需要清醒地认识到,热水沐浴存在潜在的健康风险,死亡的发生率随年龄、水温的升高而增加。"泡澡有风险,当量力而为。"

📖 参考文献

Andrew Felix Burden, Tomohiko Ukai, et al. Tub bathing and heart disease [J]. Heart, 2020(10).

Tomohiko Ukai, Hiroyasu Iso, Kazumasa Yamagishi, et al. Habitual tub bathing and risks of incident coronary heart disease and stroke [J]. Heart, 2020(10): 732 - 737.

33 高血压会加速认知衰退，无论年龄

我国高血压的患病率约 23.2%，换句话说，差不多每 4 个人中就有 1 位高血压患者，随着时代的发展，高血压正逐渐呈现低龄化。

巴西研究者曾对 7 063 名志愿者进行研究，分析参试者高血压的诊断年龄、病程、高血压分期以及血压的控制情况与认知功能之间的关系，最终得出了一个令人惊愕的结论——高血压加速了认知功能的衰退，无论年龄！

这一研究结果发表在《高血压》(*Hypertension*)杂志。

研究人员发现，高血压患者的记忆能力普遍下降；在高血压前期，患者多表现为语言的流畅性下降；而 55 岁以上的患者，他们的记忆力与认知功能均出现降低。研究人员强调，高血压的持续时间与认知功能的下降并不具有相关性，也就是说，无论高血压病程时间的长短都可能加快患者认知功能衰退的速度！

你还认为"年轻就是资本"吗？任何年龄的高血压都需要进行及时诊断和控制。想要预防或减缓认知功能下降，那就在一生中都保持正常的血压水平吧。

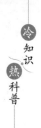

📖 参考文献

Sara Teles de Menezes, Luana Giatti, Luisa Campos Caldeira Brant, et al. Hypertension, Prehypertension, and Hypertension Control: Association With Decline in Cognitive Performance in the ELSA-Brasil Cohort [J]. Hypertension, 2021(2): 672 - 681.

34 睡眠不规律？当心 CVD（心血管疾病）找上你

忙碌了一天，下班回家你干点啥？难得的周末，你是不是又"睡觉睡到自然醒，游戏打到手抽筋"？虽说"我的世界我做主"，但这种不规律的睡眠可比熬夜更要命！

研究人员在《美国心脏病学会杂志》（*Journal of the American College of Cardiology*）发表了他们的研究结果——不规律的睡眠会增加心血管疾病的风险！

研究人员招募了 1 992 名志愿者，完成为期 7 天的睡眠评估，并持续随访（平均 4.9 年），记录 CVD 事件的发生情况（包括心梗、卒中等致死性及非致死性 CVD 事件）。研究人员发现，与具有规律睡眠时间的人群相比，平均超过 7 天、每晚超过 90 分钟睡眠差异的参试者（没有固定的睡眠时间，包括睡眠开始时间和睡眠持续时间），5 年内心血管疾病风险增加两倍！

研究人员进一步分析，在控制了胆固醇、血压和其他已知的心血管疾病风险因素，同时调整失眠、睡眠呼吸暂停和睡眠时间等睡眠问题后，上述关联仍表现出高度的相关性。这证明每天睡眠时间长度或时间变化是独立的心血管疾病风险因素！

"日出而作，日落而息"，这还是很有道理的。

📖 参考文献

Tianyi Huang, Sara Mariani, Susan Redline. Sleep irregularity and risk of cardiovascular events: The multiethnic study of atherosclerosis [J]. Journal of American College of Cardiology, 2020(9): 991−999.

35 PM$_{2.5}$增加脑卒中风险

前面咱们讲了暴露于较高浓度 PM$_{2.5}$ 下,人会变得更具攻击性。中国科学家研究发现,人长期暴露于较高浓度的 PM$_{2.5}$ 环境中,还会增加脑卒中(脑血管意外,俗称"中风")的风险!

这项研究调查了 2000—2015 年中国 15 个省份目前无卒中发生的 117 575 名参试者,主要观察包括全脑卒中、缺血性卒中以及出血性卒中的发生率。

调查结果显示,住在 PM$_{2.5}$ 年平均水平为 64.9 $\mu g/m^3$ 地区的参试者,期间发生了 3 540 例脑卒中,以缺血性卒中为主(63.0%)。与 PM$_{2.5}$ 年均值小于 54.5 $\mu g/m^3$ 地区的参试者相比,年均 PM$_{2.5}$ 大于 78.2 $\mu g/m^3$ 地区的参试者发生脑卒中的风险明显增加。PM$_{2.5}$ 浓度每升高 10 $\mu g/m^3$,全脑卒中的风险增加 13%,缺血性脑卒中风险增加 20%,出血性脑卒中的风险增加 12%!

这一研究结果发表在《英国医学杂志》(*BJM*)杂志上。

顺便给各位科普一下中国对于 PM$_{2.5}$ 的相关界定准则:PM$_{2.5}$ 标准值为年均 35 $\mu g/m^3$,日均值 75 $\mu g/m^3$。PM$_{2.5}$ 日均值 0~35 $\mu g/m^3$ 为优,35~75 $\mu g/m^3$ 为良,75~115 $\mu g/m^3$ 为轻度污染,115~150 $\mu g/m^3$ 为中度污染,150~250 $\mu g/m^3$ 为重度污染,250 $\mu g/m^3$ 以上则为严重污染。

心血管卒中类

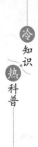
你那里的空气,今天还好吗?

📖 **参考文献**

Keyong Huang, Fengchao Liang, Xueli Yang, et al. Long term exposure to ambient fine particulate matter and incidence of stroke: prospective cohort study from the China-PAR project [J]. BMJ, 2019 (367).

36 装了血管支架、换了心脏瓣膜、安了心脏起搏器还能做核磁共振吗?

医学发展日新月异,血管不通了,装个支架;心脏瓣膜出了毛病,换个瓣膜;心跳出了问题,那就安个心脏起搏器;骨折了,打个钢板固定一下……但装了这些玩意儿,还能做核磁检查(MRI)吗? 来看看专家是怎么说的。

一般来说,各种植入物均采用无磁性或弱磁性材料制成。无磁性材料是指特殊不锈钢、钛、钛合金、镍钛合金等材料,在磁场中不会受力,也不会有磁场所致的热效应。弱磁性材料在磁场中会产生受力与升温,但十分微弱,基本上不会造成任何影响。因此,由无磁性或弱磁性材料制成的植入物,在 MRI 下是安全的。

用一张表格罗列各种医疗植入物 MRI 的安全性。

植入物	MRI 安全性	专家建议
冠状动脉和周围血管支架	安全	植入 6~8 周后,可以进行 MRI 检查

植入物	MRI 安全性	专家建议
主动脉支架	并不完全安全	查询相关说明书后确定
人工心脏瓣膜	基本安全	谨慎起见,避免3.0T 的 MRI 检查
左心耳封堵器	基本安全	查询说明书及制作材料后确定
起搏器与 ICD	安全性存疑	谨慎起见,不进行 MRI 检查
心室辅助装置	不安全	绝对禁忌 MRI 检查
颅内动脉瘤夹	并不完全安全	应告知风险,并签署知情同意书
人工耳蜗	有条件的安全	有磁极翻转可能,1.5T 及以下磁场比较安全
骨科植入物	安全	存在热灼伤风险
植入式输液泵	安全	胰岛素泵因在 MRI 检查前移除,以免损坏功能
牙科植入物	安全	3.0T 及以下磁场中不会移动或变形
宫内节育器和乳腺植入物	安全	3.0T 及以下 MRI 检查中无不良反应
眼内植入物	不安全	禁忌 MRI 检查

最后,推荐一个网站,www.mrisafety.com,可在线检索各种植入装置的 MRI 安全信息。

📖 参考文献

Hundley, W. G., Bluemke D. A., Finn J. P., et al. ACCF/ACR/AHA/NASCI/SCMR 2010 expert consensus document on cardiovascular magnetic resonance: a report of the American College of Cardiology foundation task force on expert consensus documents [J]. Journal of the

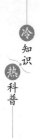

American College of Cardiology，2010(23)：2614–2662.

中华医学会放射学分会质量管理与安全管理学组,中华医学会放射学分会磁共振成像学组.磁共振成像安全管理中国专家共识(2017)[J].中华放射学杂志,2017(10)：725–731.

37 血色如墨？这还真不是开玩笑

你觉得鲜血是什么颜色？红色、鲜红、暗红……可你想过没有,什么时候血液会呈现黑色？这真不是在开玩笑。

顶级医学期刊之一——《新英格兰医学杂志》(*New England Journal of Medicine*)于 2019 年刊登了题为"Acquired Methemoglobinemia"(获得性高铁血红蛋白血症)的病例：一位 25 岁女性,因全身乏力、呼吸短促、皮肤颜色呈现青紫就诊,其动静脉血发暗呈现黑色,患者发病前使用了大量苯佐卡因(一种在医院常用的局部麻醉药,生活中具有延时作用的 Durex 便含有少量苯佐卡因)治疗牙痛。正如该报道的标题,患者出现黑色血液的病因就是由于使用大剂量苯卡佐因导致的"获得性高铁血红蛋白血症"。

高铁血红蛋白是一种状态改变的血红蛋白。正常血红蛋白血红素中的亚铁(Fe^{2+})被氧化成三价铁(Fe^{3+}),从而无法与氧进行可逆性结合,患者出现乏力、气促、嗜睡等乏氧症状,严重者可出现呼吸抑制、昏迷、休克、癫痫发作甚至死亡。

获得性高铁血红蛋白血症常由于暴露在氧化性及毒性化学品、药品所致。千万不要觉得这离我们很远,生活中人们常常食用的腌制品(咸菜)中所含的亚硝酸盐就是可导致高铁血红蛋白血症的物质之一。食用过量的腌制品同样具有出现高铁血红蛋白血症的风险。

📖 参考文献

Otis U. Warren, Benjamin Blackwood. Acquired Methemoglobinemia [J]. New England Journal of Medicine, 2019(12): 1158.

38 你所不知道的秘密——大腿越粗，心脏病风险越低

上海交通大学医学院针对超重和肥胖的中国男性和女性，对其大腿围与血压的关系进行了一项研究。共有9520名40岁及以上志愿者参与其中，其中正常体重者4172人，超重和肥胖者5348人。

研究结果显示，无论性别、年龄、BMI（体重指数）、腰围，大腿围（男性大于55cm，女性大于54cm）和较低高血压患病率呈负相关，直白地表达一下——大腿越粗，高血压病、冠心病的患病风险越低！

该研究结果发表在《内分泌链接》(*Endocrine Connections*)杂志上。

简单来说，与其他部位的脂肪相比，腿部脂肪可能有利于新陈代谢，更多的大腿肌肉及脂肪分泌出各种有益的物质，有助于将血压保持在相对稳定的范围内。

OK，那么就不要再抱怨自己的"象腿"了，毕竟——我腿粗，我健康；我健康，我骄傲！

📖 参考文献

Jie Shi, Zhen Yang, Yixin Niu, et al. Large thigh circumference is associated with lower blood pressure in overweight and obese individuals: a community-based study [J]. Endocrine Connections, 2020(4): 271 -

心血管卒中类

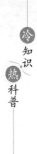

39 吃核桃补脑？不知道，但有益心血管健康是真的

中国人讲究"以形补形"，核桃长了一副脑仁的模样，于是民间就流传了"吃核桃补脑"的说法。核桃能不能补脑、有多补脑，目前暂时不好说，不过有益于心血管健康倒是有科学依据的。

研究人员招募了 634 名 63～79 岁的志愿者，并随机分成两组，实验组的参试者在饮食中每日添加 20 g～60 g 核桃，而作为对照组的参试者的饮食则不添加核桃。通过为期两年的随访观察，研究者发现，当实验结束时，与对照组相比，饮食中添加了核桃的实验组，参试者血液中与炎症相关的 GM－GSF（粒细胞－巨细胞集落刺激因子）、γ－INF（γ－干扰素）、IL－1β（白细胞介素－1β）、IL－6（白细胞介素－6）、TNF－α（肿瘤坏死因子－α）、sE－selectin（可溶性 E 选择素）6 种生物标志物出现了显著下降。而这些炎症因子的升高与冠心病等心血管疾病的风险增加密切相关。研究者认为，适量摄入核桃可减轻炎症，有益于心血管健康。

这篇研究报告发表在《美国心脏病学会杂志》（*Journal of the American College of Cardiology*）上。

"虚则补之，药以祛之，食以随之"（《黄帝内经·五常政大论篇》），"以形补形"一说大抵就是这么来的。核桃补脑也不是因为它长得像脑子，而是含有 N3PUFA（N3 多不饱和脂肪酸），这种脂肪酸巴旦木（扁桃仁）里也有，而海洋鱼类中的含量更丰富且更易被吸收，吃点海鲜难道不比吃 N 多个核桃更香？

"吃啥补啥"也得辩证地看、科学地吃。

📖 参考文献

Montserrat Cofán, Sujatha Rajaram, Aleix Sala-Vila, et al. Effects of 2-Year Walnut-Supplemented Diet on Inflammatory Biomarkers [J]. Journal of the American College of Cardiology, 2020(19): 2282 – 2284.

40 血型与心血管疾病风险

血型性格说，读者应该不陌生，喧嚣了几十年，各有各的说法。这种"类似星象学说"的东西先搁置一边，咱们先来看看血型与健康尤其是与心血管疾病风险之间的关系。

荷兰研究人员针对 ABO 血型与健康以及疾病的关系进行了研究。研究者招募了 406 755 名平均年龄为 57 岁、无血缘关系的志愿者(44.9% 为 A 型血，10.2% 为 B 型血，44.9% 为 O 型血)，评价了 41 种健康和疾病结果以及 36 种与 ABO 血型系统相关的线性特征风险。

为什么没有 AB 型血？不好意思，这项研究中 AB 型血的志愿者太少了，不具有统计学研究意义，因此，被研究人员排除在本项研究之外。

研究结果显示，ABO 血型与 11 种健康和疾病结果相关，主要是与心血管疾病相关。

O 型血的参试者心脏疾病风险最低，A 型与 B 型参试者心脏病比 O 型血者高 8%，而出现心脏衰竭的风险高 10%。

O 型血的参试者静脉血栓(各种原因导致血流缓慢、血液瘀滞、静脉回流受阻，在静脉管腔内形成血栓)风险最低，A 型与 B 型参试者深静脉血栓风险较 O 型血者高 51%，而发生肺栓塞(血栓脱落后随血流进入肺动脉，阻塞后可出现胸痛、咳血、呼吸

心血管卒中类

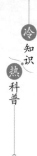

困难,甚至猝死)的风险则高 47%。

O 型血先别得意。O 型血的人群患高血压风险较 A 型血高 3%,比 B 型血高 6%!

总的来说,A 型和 B 型血的人群患血栓栓塞性疾病的风险更高,但患高血压病的风险较低;A 型血出现高脂血症、动脉粥样硬化、心衰的风险较高;B 型血和 O 型血发生心梗的风险较高。

你,是什么血型呢?

📖 参考文献

Hilde E. Groot, Laura E. Villegas Sierra, M. Abdullah Said, et al. Genetically determined ABO blood group and its associations with health and disease [J]. Arteriosclerosis, Thrombosis and Vascular Biology, 2020(3): 830-838.

41 收入降低会影响大脑健康

2020 年,大家都挺难的,在新冠疫情影响下,你减薪了吗?

刊登在《神经医学》(*Neurology*)上的一篇报道指出,年收入下降 25% 或更多的年轻人更容易出现思维问题以及中年时大脑健康下降的风险!

这项研究纳入了 3 287 名 23～35 周岁的志愿者,通过 20 年的追踪随访,调查了他们收入下降的情况,并进行认知测试以及脑部核磁扫描。在分析调整了其他可能影响思维能力的因素(教育程度、体育锻炼、吸烟、高血压病等)后,研究人员发现,收入波动较大的参试者,大脑对信息的处理速度和执行能力降低;收入下降越多,大脑处理速度和执行能力越差,同时整体脑组织以及脑白质的显微结构完整性更差（脑白质内大量神经纤维聚集，脑白质出现病变，临床表现为注意力不集中、健忘以及个性改变，直至痴呆、昏迷甚至死亡）；收入下降25％以上的参试者，其脑容量更小，大脑不同区域间的链接也相应减少！

为什么收入的降低会影响脑部健康，其机制尚不得而知。研究者认为，收入降低后无法获得高质量的医疗保障可能是导致脑健康水平下降的原因。

老板，请不要轻易给我降薪！毕竟，保持良好的脑健康水平才能为公司的发展提供更好的服务。

📖 参考文献

Leslie Grasset M. Maria Glymour, Tail Elfassy, Samuel L. Swift, et al. Relation between 20-year income volatility and brain health in midlife [J]. Neurology, 2019(20).

42 小酌怡情？不，喝酒伤脑，尤其是这三个关键时期

"饮酒有害健康"，这是个老生常谈的事情。世界卫生组织（WHO）一直在倡导减少酒精消费，并将"到2025年时减少有害使用酒精10％"列为其工作目标。不过，讽刺的是，全球人均酒精消费却在逐年增长，尤其以包括中国在内的发展中国家的人均酒精消费水平增长最为明显！别不服气，这就是事实！

脑子是个好东西，但脑很脆弱！

大脑的一生经历了一系列的动态变化。胎儿期，脑神经元大量生成、迁移、分化；到了青春期，脑的神经突触修剪和轴突髓鞘增多；而进入老年期，尤其是65岁以后，大脑萎缩加速，神经元、树突棘和突触数量减少。这些关键时期，神经对于酒精的影

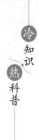

响更为敏感。

　　孕妇酗酒会导致胎儿脑容量减少和认知功能障碍的发生，通俗点说，就是"脑子不大好使"；而即便是少量适度饮酒也会降低后代的心理和行为健康。

　　步入青春期，这个世界终于对你敞开了胸怀。青春期过度饮酒与脑容量减少、脑白质发育不良（脑白质与神经传导有关，脑白质病轻则如记忆力受损，重则情感障碍、器质性精神障碍）密切相关。

　　到了老年，终于退休了，想放开了喝两杯。嘿嘿，酒精是所有类型痴呆症尤其是早发性痴呆的"最有力的可改变风险"因素！

　　研究人员预计，未来十年内全球酒精消费量还将进一步上升。不管怎么样，还是奉劝一句——对自己好一点，对自己的脑子好一点！不喝酒，不伤脑！

📖 参考文献

Jakob Manthey, Kevin D. Shield, Margaret Rylett, et al. Global alcohol exposure between 1990 and 2017 and forecasts until 2030: a modelling study [J]. Lancet, 2019(393): 2493 – 2502.

Sarah Callinan, Michael Livingston. Increases in alcohol consumption in middle-income countries will lead to increased harms [J]. Lancet, 2019(393): 2471 – 2472.

Louise Mewton, Briana Lees, Rahul Tony Rao. Lifetime perspective on alcohol and brain health [J]. BMJ, 2020(3): 371.

43 午睡好，解乏又健脑

　　俗话说："老虎还有打盹儿的时候"。对于人类来说，午睡，可能是在漫长的进化过程中，为了躲避午间灼热的阳光而产生的生物节律。随着社会的发展，这种能够消除紧张和烦躁、令人保持良好情绪的睡眠习惯却被越来越多的人忽视。

一直以来，午睡或者说白天小睡对于脑健康以及认知功能的利弊存在不同的观念。一些研究者认为，白天小睡可以降低认知能力下降的风险，但也有学者认为，白天过度嗜睡会增加痴呆症或认知功能衰退的风险。

中国研究人员为了进一步探寻有规律的午睡与认知功能之间的关系，开展了一项研究。

研究人员首先定义了"午睡"的概念，即"午餐后至少连续睡眠 5 分钟，但不超过 2 小时"。随后，对 2214 名北京、上海、西安等中国大城市的 60 岁以上"表面健康"的老年人进行了分析研究。在调查参试者午睡的时间以及频次之后，所有参试者都接受了一系列包括健康状况、精神状态、认知情况以及成套神经心理水平的评估。在取得参试者同意后，研究人员还对 739 位参试者进行了血脂检查。

研究结果显示，午睡的参试者精神状态检查得分远优于非午睡者，尤其在方向感和语言功能上具有显著优势；在神经心理测试中，午睡的参试者在数字广度（一种记忆力广度测验，通过顺背数字或倒背数字的方法来进行测试，背得越多得分越高，记忆力越好）和语言流利性方面也表现出了显著优势。另外，通过血脂检查，午睡的参试者甘油三酯（TG，人体内含量最大的脂类，为人体提供能量，并保持人体体温，正常情况下，人类 TG 为 $1.7 \sim 2.26$ mmol/L）水平高于非午睡者（1.80 mmol/L vs. 1.75 mmol/L）。

研究人员认为，与非午睡的老年人相比，午睡的老年人具有

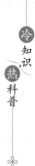
更好的认知能力,他们的位置意识、语言流畅性以及记忆力更好。午睡,也许是一种延缓认知功能衰退并降低老年痴呆症发生率的最简单方法。

今天,你午睡了吗?

📖 **参考文献**

Han Cai, Ning Su, Wei Li, et al. Relationship between afternoon napping and cognitive function in the ageing Chinese population [J]. General Psychiatry, 2021,34(1).

44 吸烟引发致命性脑血管破裂

吸烟有害健康,地球人都知道。研究人员经过几十年的调查,已经证实了吸烟不仅与肺癌的发病率增加有关,而且也可导致肺癌的发生。吸烟的危害远不止此,荷兰赫尔辛基大学的研究人员首次证实了吸烟和致命性脑出血之间存在着因果关系,即"吸烟是导致致命性蛛网膜下腔出血的直接原因"!

一方面,蛛网膜下腔出血(SAH)是致命的一种脑血管疾病,往往出血量较大,同时会引起脑血管痉挛,从而导致急性脑缺血;另一方面,大量出血引起颅内高压,最终大脑功能出现障碍引发患者死亡。SAH 在中国的发病率每年大约 6~20 例/10 万人。

研究人员追踪了 16 282 对同性双胞胎,收集他们的吸烟史、高血压病史、饮酒史、体育活动、受教育情况、体重指数等信息,以及他们的死亡率数据。经过统计分析,研究人员发现,吸烟与致命性 SAH 风险的增加有关,与非吸烟者相比,吸烟者的 SAH 风险增加了 3.33 倍。通过对同性双胞胎的死亡原因一致性分析（双胞胎均死于 SAH 为"一致"，只有一人死于 SAH 则为"不一致"），与非吸烟者相比，吸烟者 SAH 的发生率增加了6.33 倍。吸烟与 SAH 的相关性远远超过了高血压病，吸烟者致命性脑出血发生的年龄均数为 61.4 岁。

这项研究结果发表在《卒中》(*Stroke*)杂志上。

怎么样？就问你怕不怕！不过，也不用太沮丧，好消息还是有的。研究人员表示，当吸烟者戒烟后，其 SAH 的风险将迅速下降，并在 5 年内达到未吸烟者的风险水平。

戒烟，从现在开始，还不算太晚。

📖 **参考文献**

Ilari Rautailin, Miikka Korja, Jaakko Kaprio. Smoking causes fatal subarachnoid hemorrhage: A case-control study Finnish twins [J]. Stroke，2020(10)：3018－3022.

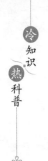

天　赋　类

45　出乎意料的"安慰奖"——脱发基因可提高免疫疗效

对于被斑秃所困扰的朋友，这或许是一个意料之外的安慰奖。来自哥伦比亚大学欧文医学中心（CUIMC）的研究者在《细胞系统》（*Cell System*）发表了一项研究结果：IKZF1 基因可以改善肿瘤免疫治疗，能增强 PD－1 抑制剂和 CTLA－4 抑制剂的疗效。

IKZF1 是斑秃中募集 T 细胞的关键基因，过度活跃的 IKZF1 基因会产生过量的免疫细胞，从而杀死毛囊，造成斑秃。目前临床抗肿瘤免疫治疗，无论是 PD－1（通过抑制 T 细胞炎症活动并向下调节免疫系统对人体细胞的反应），还是 CTLA－4（T 细胞上的一种跨膜受体，与 B7 分子结合后诱导 T 细胞无反应性）都是通过调节 T 细胞来产生治疗效果。那么，能够调节 T 细胞的 IKZF1，自然就能在免疫治疗中起到至关重要的作用。

研究人员将 IKZF1 转入黑色素瘤（一种常见于皮肤的恶性肿瘤）细胞，并移植于健康小鼠体内，携带 IKZF1 的黑色素瘤生长明显减慢，这说明 IKZF1 基因的表达增强了小鼠体内的抗肿瘤效果。而在针对前列腺癌的研究中，研究人员发现 IKZF1 具有如同治疗黑色素瘤相同的抗肿瘤作用。

研究者通过对 IKZF1 基因表达与免疫抑制剂联合作用的研究发现，无论是 PD‑1 还是 CTLA‑4，与 IKZF1 联合后，对于黑色素瘤的疗效均得到了显著加强。

突然想到了漫画《一拳超人》中的经典台词——"我秃了，也变强了"！这大概并不只是一句调侃的话。

📖 参考文献

James C. Chen, Rolando Perez-Lorenzo, Yvonne M. Saenger, et al. IKZF1 enhances immune infiltrate recryitment in solid tumors and susceptibility to immunotherapy [J]. Ceu System, 2018,7(1): 92‑103.

46 "我突然忘了要和你说什么……"

这种经历你一定有，兴冲冲地找过去，却突然忘了自己到底为什么找过去；或是聊着八卦侃侃而谈，却被一个名字卡在嗓子里，死活记不起来……倒是在之后的某一刻，灵光一闪、拍案而起，大呼一声："原来是这么个事儿"！

这种短暂的"失忆"究竟是怎么回事？是"脑子短路"还是"痴呆提前了"？让我们听听研究人员是怎么解释的。

美国斯克利普斯（Scripps）研究所的研究人员在《自然》（Nature）杂志上刊登了他们的研究成果，介绍了这种导致"暂时性遗忘"的神经机制。

研究人员用果蝇作为实验生物。首先，给予果蝇一种伴随不愉快刺激的气味，并训练果蝇对这种气味形成长期记忆，使得果蝇产生回避这种气味的反射。随后，研究人员用例如吹气、蓝

天赋类

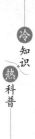

光等干扰信号来分散果蝇的注意力,使果蝇产生暂时失忆,忘记回避这种气味。

通过对果蝇大脑的分析,研究人员发现,在大脑启动记忆搜索前,突然出现的干扰信号激活 PPL1－α2α'2 神经元(一种多巴胺神经元)与 DAMB 受体(与遗忘有关)的神经通路,导致暂时遗忘。简单来说,就是干扰信号激活了遗忘通路,长期记忆被当作新鲜的、尚未被巩固的记忆,开始被遗忘了。当然,这种短暂遗忘并不会真的抹去已形成的长期记忆。当干扰信号消失,一段时间后,这些相关记忆还是会恢复的。

研究人员认为,这套"暂时遗忘与自发恢复"的神经机制同样存在于人类大脑之中。人类的大脑并不是被动地去遗忘,而是主动遗忘那些与自身存在无关的记忆,是"健康大脑正常运行所必须的"。这一理论解释了某些自闭症患者在某一方面表现出超强的记忆能力(研究者将其称为"学者症候群",Savant Syndrome)。这些"学者症候群"患者并非由于记忆力太好,而是由于他们的大脑遗忘得更快。举个简单的例子,同样是 128G 的内存,正常人已使用 120G,而学者症候群患者由于"经常清理内存",只占用了 20G,因此,他们拥有更多的空间去储存那些大脑认为"重要"的信息。

在正常情况下,大多数的"失忆"并非由于神经元损伤或退化所致,主动消除一些无用的记忆是大脑的重要功能。突然想不起来也就算了,该恢复的时候自然就恢复了,顺其自然也没什么不好。

📖 参考文献

John Martin Sabandal, Jacob A. Berry, Ronald L. Davis. Dopamin-based mechanism for transient forgetting [J]. Nature, 2021(591): 426-430.

47 长时间观看电子屏幕，会影响儿童大脑结构

小孩哭了、闹了、打扰你玩游戏了……怎么办？简单，给他（她）一个 iPad 就世界和平了，太多的家长都是这么干的。你觉得孩子使用 iPad 只是影响视力？不，其实影响远不止如此！

美国学者在《美国医学会儿科杂志》（*JAMA Pediatrics*）刊发了他们的研究结果：在儿童早期动态发育阶段，长时间观看电子屏幕的儿童，支持语言和学习读写能力的大脑部分白质束结构完整性较低，这些儿童的语言和读写能力也较低！

这项研究招募了 69 名 3～5 岁儿童，完成与语言相关的标准认知测试、屏幕使用时间调查（ScreenQ），并进行弥散张量成像（DTI，一种特殊的 MRI，是描述大脑结构的方法，可揭示脑瘤与神经细胞的连接以及与中风、多发性硬化、精神分裂、阅读障碍有关的细微反常变化）。通过相关性分析，在完成 DTI 的 47 名儿童中，使用电子屏幕较多的儿童表现出较低的语言表达、处理速度以及学习读写能力，这些能力的下降都与较低的脑白质完整性有关。

把 iPad 都收起来吧，毕竟父母是最好的老师；陪伴是最好的教育！

📖 参考文献

John S. Hutton, Jonathan Dudley, Tzipi Horowitz-Kraus, et al. Associations between Screen-based media use and brain white matter integrity in preschool-aged children [J]. JAMA Pediatrics, 2020(1).

天赋类

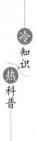
48 不怕冷,那可能是一种天赋技能

有那么一种人,扛得住北方冬季的"物理攻击",也抵得住南方初春乍暖还寒的"魔法覆盖"。从小到大,除了"妈妈觉得你冷",就不知道秋衣秋裤是何物!各种羡慕嫉妒恨?没办法,这可能是一种"天赋技能"!

一项刊登在《美国人类遗传学杂志》(*AJHG*)的研究报告指出,α-actinin-3(α-辅肌动蛋白-3,一种存在于骨骼肌快肌纤维中的编码基因)基因的缺乏提高了耐寒能力。

研究人员招募了 42 名 18～40 岁的男性志愿者。研究人员通过间断、反复浸泡于 14℃ 的冷水中的实验,使参试者的直肠温度降到 35.5℃,同时通过测量评估参试者由于冷刺激引起的总体能量消耗、肌肉活动,并进行肌肉组织活检,以研究蛋白质含量和肌纤维组成。

研究发现,缺乏 α-actinin-3 的参试者在受到冷刺激时,并没有激活导致颤抖的快肌纤维(也称白肌纤维,通过无氧酵解产生能量使肌肉收缩快速有力,会快速产生疲劳感),而是通过激活增加基线收缩而产生热量的慢肌纤维(也称红肌纤维,主要依靠有氧代谢产生能量使收缩速度变慢,收缩力量变小,不易疲劳)。这意味着对于 α-actinin-3 突变的参试者,他们更有效地保存了能量,从而产生了更强的抗寒能力。

研究人员通过动物实验进一步验证了这一结论。通过ACTN3 基因敲除而导致 α-actinin-3 缺乏的小鼠,同样表现出了更好的耐寒性。

其实,也不用太羡慕这些具有"不怕冷"技能点的人,在这项研究中,研究人员还发现,α‐actinin‐3 缺乏的人群"可能具有更高的肥胖症风险"。

秋衣秋裤,该穿还是穿上吧。

📖 参考文献

Victoria L Wyckelsma, Tomas Venckunas, Peter J. Houweling, et al. Loss of α‐actinin‐3 during human evolution provides superior cold resilience and muscle heat generation [J]. American Journal of Human Genetics, 2021(3): 446‐457.

49 天赋技能——睡得少还不犯困

3 月 21 日,"世界睡眠日"。你的睡眠还好吗?

言归正传,俗话说:"春困秋乏夏打盹",但总有一部分人,即使每天只睡四五个小时,依然能够神采奕奕、元气满满。不得不说,这种自然短睡眠(无外力和药物的作用下,终生每日平均睡眠时间＜6.5 小时,且不会发生不良生理反应的睡眠习惯)能力确实让人羡慕不已。那么,是什么原因使得这些人既睡得少又不犯困呢?美国加州大学旧金山分校的研究人员在《现代生物学》(Current Biology)上发表了他们的研究结果。

略过烦琐的实验方法以及拗口的专有名词,直接看结果。研究人员通过体外研究以及动物实验发现,GRM1(代谢型谷氨酸受体 1)突变可以引起睡眠时长的改变。GRM1 突变型小鼠每天睡眠时间较正常小鼠短 30 分钟左右。在 GRM1 突变小鼠的大脑切片中,研究人员发现谷氨酸(一种兴奋性神经递质)所介导的兴奋性突触传递上调,而细胞的兴奋性增加,最终结果是延长了清醒时间。

天赋类

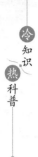

不管是 GRM1 突变还是该研究团队之前发现的 DEC2 (BHLH 转录因子)、ADRB1(肾上腺素受体 β1)、NPSR1(神经肽 S 受体)突变都是非常罕见的,例如,ADRB1 突变的发生率仅为 4.028/100 000。或许天生短睡眠者能够从他们的生理特征中获益,但对于绝大多数人来说,缺乏充足的睡眠,更容易诱发心血管疾病、痴呆、糖尿病、抑郁症,甚至肿瘤等疾病。

该睡就睡,好好睡!

📖 参考文献

Guangsen Shi, Chen Yin, Zenghua Fan, et al. Mutation in metabotropic glutamate receptor 1 contribute to natural short sleep trait [J]. Current Biology, 2021,31(1): 13 - 24.

Ying He, Christopher R. Jones, Nobuhiro Fujiki, et al. The transcriptional repressor DEC2 regulates sleep length in mammals [J]. Science, 2009 (5942): 866 - 870.

Guangsen Shi, Lijuan Xing, David Wu, et al. A rare mutation of β1 - adrenergic receptor affects sleep/wake behaviors [J]. Neuron, 2019 (6): 1044 - 1055.

50 怎么知道自己吃饱了呢?

饿了,就得吃东西,可什么时候知道自己吃饱了呢? 美国加州大学旧金山分校的研究人员在《细胞》(Cell)杂志上发表了研究报告,为我们揭晓了这一问题的答案。

研究人员采用光遗传学技术(一种通过结合光学与遗传学手段,精确控制特定神经元活动的技术)对小鼠特定神经元进行基因改造,并刺激小鼠肠内不同类型的激素敏感黏膜末梢,观察是否能使饥饿小鼠停止进食。研究人员最终确定,只有刺激感觉胃肠伸展的 IGLE 神经元才能促使小鼠停止进食,尤其是刺激肠内 IGLE 拉伸受体时,消除饥饿小鼠食欲的效果更为显著!

简单来说,进食后肠道拉伸,激活迷走神经伸展传感器向大脑传递饱腹感信号,从而让机体停止进食!

好了,"吃饱了撑的"这句话未必正确,但是"撑了,才知道吃饱了"是没错的。

📖 参考文献

Ling Bai, Sheyda Mesgarzadeh, Karthik S. Ramesh, et al. Genetic identification of vagal sensory neurons that control feeding [J]. Cell, 2019(5): 1129 - 1143.

天赋类

家庭法律篇

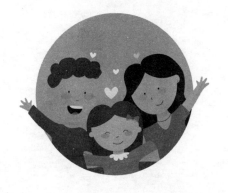

保险与财富管理

51 保险可以做到"离婚不分"吗？

夫妻一方的养老保险金、企业年金，假如不具备领取条件，则尚未转化为夫妻共同财产，而作为夫妻共同财产予以分割则缺乏事实和法律依据。但在养老保险金和企业年金中，职工在夫妻关系存续期间的个人缴费部分属于夫妻共同财产，可予分割。通常情况下，商业保险金也可分割保单现金价值。

【法律依据】

《民法典》第 1062 条。

52 除了养老保险，还有什么办法可以作为养老稳妥经济储备？

年金保险就能实现这个功能。年金保险是指以被保险人生存为给付保险金条件，并按约定的时间间隔分期给付生存保险金的人身保险。年金保险是通过时间作为杠杆，时间越长，越可以获得更多的财富，复利的力量是借助于时间的魅力来实现的。年金保险以生存为给付条件，从保障功能来看，主要是用以预防

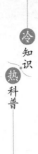

被保险人因寿命过长而可能丧失收入来源或耗尽积蓄而进行的经济储备。年金保险有利于长寿者。

复合型保险产品叠加了不同险种的内容,其中不仅有身故保险金给付,而且存在一定投资理财功能。

【法律依据】

《人身保险公司保险条款和保险费率管理办法》第9—10条。

53 与其他担保相比,保单质押贷款有什么优势?

相比其他常见的担保方式,保单质押作为权利质权有以下优势:一是其他财产质押需要额外提供担保财产,而保单质押贷款是基于保单的现金价值,无需提供其他担保物;二是保单质押贷款的资金量有较大的选择余地,款额通常可以达到保单现金价值的80%;三是保单质押贷款可以随时偿还,并且不影响保单的保障功能和保单分红,利息成本较低。

【法律依据】

《民法典》第440条。

54 婚前的保单离婚时要分吗?指定配偶为受益人的保单,离婚时怎么办?

婚前的保单在结婚前已付清的,保单属于婚前投保一方的个人财产;婚前的保单在婚姻存续期间有缴费的,保单应归属婚前投保的一方,但应当给予另一方婚姻存续期间缴纳保费部分相应补偿。指定配偶为受益人的保单,离婚时可以申请变更投保人或受益人。

【法律依据】

《民法典》第 1076 条。

55 保单受益人为什么愿意选择指定受益人？

（1）享有保险金请求权，除负有通知义务外，不负担其他义务。

（2）避免保险金成为被保险人的遗产。

（3）受益人无需为被保险人清偿债务。

【法律依据】

《保险法》第 42 条。

56 子女继承的财产如何不被用于偿还父母的债务？

（1）由父母在生前投保人寿保险，以子女为身故保险金的受益人。

（2）由父母在生前投保人寿保险，并办理保险金信托，以子女为受益人。

57 谁可以为未成年子女投保？

（1）未成年人的父母。为未成年人投保以死亡为给付保险金条件的人身保险受到法律限制，仅父母有此权利，且保险金总和不得超过法定的限额。

（2）其他监护人。须取得未成年人父母的同意。

【法律依据】

《保险法》第 33 条；《保险法司法解释（三）》第 6 条。

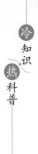

58 把房子赠与孩子后，如何保障"老有所住"？

（1）设立居住权，并办理登记。

（2）订立附义务的赠与合同，所附义务为向父母提供终身居住的保障。

【法律依据】

《民法典》第 661、366、368 条。

59 非婚生子女可以成为保单指定的受益人吗？

可以。非婚生子女可以作为保单受益人，被保险人身故后，非婚生子女作为受益人可以申请领取身故保险金，但受益人在申请领取保险金时，保险公司会要求至少要提供以下三份文件。

（1）被保险人身故证明（由公安部门或医院出具）；

（2）被保险人的户籍注销证明；

（3）与被保险人的关系证明（亲子关系公证书或者 DNA 鉴定书）。

因此，虽然非婚生子女作为受益人领取保险金不存在法律上的障碍，然而其能否取得上述理赔材料直接关系其最后能否成功领取保险金。

【法律依据】

《民法典》第 1071 条"非婚生子女的权利"；《保险法》。

60 财富传承,选保险有什么好处?

第一,指定受益人,避免继承纠纷。

第二,人寿保险身故保险金免交个人所得税。

第三,人寿保险可以避免财产因婚姻关系发生混同。

第四,人寿保险的私密性好。

第五,人寿保险有一定的债务隔离功能。

61 可以凭保单直接在银行贷款吗?

保单贷款是以寿险保单的现金价值作为担保,从保险公司或者银行获得的贷款,所以,必须是寿险保单才可以申请贷款。目前可以用来贷款的保单只有储蓄功能的养老保险、投资分红及年金保险等人寿保单。

【法律依据】

《民法典》第 440 条。

62 为什么保单比遗嘱更能保障个人财产隐私性?

保险事故发生时,保险人直接向受益人给付保险金,与其他继承人不发生关系。反之,即使在遗嘱继承的情况下,办理遗产分割时仍然需要全体继承人签署分割协议或者办理继承权公证,甚至继承人之间经常发生诉讼,引起社会广泛关注,隐私性较差。

保险与财富管理

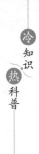

63 人寿保险中的保险金可以作为遗产继承吗？

（1）人寿保险金是合法收入，可以继承。前提是被保险人未指定受益人。

（2）如果被保险人指定了受益人，则保险金不作为遗产处理。

（3）虽然指定了受益人，但如果受益人先于被保险人身故且没有其他受益人，则保险金作为被保险人的遗产继承。

【法律依据】

《保险法》第 42 条。

64 能否给婚外情人投保？

可以。须取得被投保人同意后即可投保，并具有保险利益，但如果使用夫妻共同财产投保，保单可能因违反公序良俗而无效。

【法律依据】

《保险法》第 31 条；《民法典》第 8 条。

65 保险合同成立后，投保人可以要求解除合同吗？

（1）原则上可以。因为投保人既是保险合同的当事人，也负担保险费支付义务，有权解除合同，无需取得被保险人和受益人的同意。

（2）投保人的解除权也受到一定限制。如果被保险人或受益人已经向投保人支付了相当于保单现金价值的款项,且已经通知保险人,则不能解除合同。

【法律依据】

《保险法》第 15 条;《保险法司法解释(三)》第 17 条。

66 给自己买保险需要征得配偶同意吗?

(1)以自己为被保险人,投保人对自己具有保险利益的,不必征得配偶同意。同时,完全行为能力人可以独立实施有效的民事法律行为,即订立保险合同。

(2)如果以配偶为被保险人,则需要征得其同意。

【法律依据】

《民法典》第 1060 条。

67 如何用保单实现财富的隔代传承?

(1)直接指定隔代的继承人为保单的受益人,如果受益人中存在不同代际的人,则应当确定各自的受益份额。

(2)设立保险金信托,指定隔代的受益人或者一定身份的后代自动取得受益人身份。

68 如何保障未出生孩子的财产份额?

(1)在遗嘱中确定未出生孩子的财产份额,并办理公证。

(2)指定未出生的孩子为人寿保险的受益人,并在合同中约定合同解除时由受益人取得现金价值。

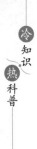

69 未成年人可以给自己投保吗？

可以，但保险合同不一定有效。未成年人对自己有保险利益，无民事行为能力人订立的保险合同无效，限制民事行为能力人订立的保险合同效力待定，须取决于法定代理人是否同意或追认。

【法律依据】

《保险法》第 31 条；《民法典》第 144—145 条。

70 以配偶为受益人的终身寿险，在被保险人去世后多久能申请理赔？

五年内可以申请理赔。

【法律依据】

《保险法》第 26 条第 2 款。

71 录像遗嘱对保险有什么新的影响？

方便通过遗嘱的形式确定和变更受益人。除需要取得被保险人同意外，投保人以遗嘱变更受益人还应当满足以下要件：一是要有两个以上的见证人在场见证；二是遗嘱人和见证人应当在录音录像中记录其姓名或者肖像，以及录音录像的年、月、日。

【法律依据】

《民法典》第 1137 条。

72 重疾险赔付，离婚时能分吗？

不能。重疾险属于定额给付型保险，保险给付旨在保障被保险人能够获得数额确定的保险金，能够有效维持被保险人的医疗花费和生活费用。

【法律依据】

《第八次全国法院民事商事审判工作会议（民事部分）纪要》："婚姻关系存续期间，夫妻一方作为被保险人依据意外伤害保险合同、健康保险合同获得的具有人身性质的保险金，或者夫妻一方作为受益人依据以死亡为给付条件的人寿保险合同获得的保险金，宜认定为个人财产，但双方另有约定的除外。"

73 指定配偶为受益人的保单，离婚时该怎么办？

（1）解除保险合同，请求保险人返还现金价值。如果以夫妻共同财产投保的，应当分割现金价值；如果以个人财产投保的，则不应当分割。

（2）由受益人向投保人支付相当于保险单现金价值，并通知保险人，由保险人变更投保人。关于现金价值是否分割的问题，同上，即如果以夫妻共同财产投保的，应当分割现余价值；如果以个人财产投保的，则不应当分割。

【法律依据】

《保险法司法解释（三）》第17条。

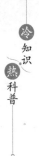

74 投保人在订立保险合同时故意隐瞒重要信息,保险公司据此解除合同,合理吗?

合理。保险合同是最大诚信合同,对保险代理人提出的询问,投保人负有如实告知的义务,因为被保险人的风险状况对保险代理人决定是否承保以及保险费率具有重要影响。当然,保险人的解除权应当在法律规定的时间内行使。除此之外,还要求投保人违反如实告知义务与保险事故的发生之间具有因果关系。

【法律依据】

《保险法》第 16 条;《保险法司法解释(二)》第 6 条第 1、3 款。

75 被保险人没有选择保险公司指定的治疗方式,能得到赔偿吗?

不能,但被保险人因情况紧急必须立即就医治疗的除外。

【法律依据】

《保险法司法解释(三)》第 20 条。

76 被保险人身故,受益人要还债吗?

不用。因为指定了受益人,保险金不会成为被保险人的遗产,前提是受益人在被保险人身故时尚存活。

【法律依据】

《保险法》第 42 条第 1 款。

77 被保险人有多个健康保险，保险公司该如何赔付？

（1）费用补偿型健康保险，构成重复保险。

（2）定额给付型健康保险，各保险人根据各自的保险条款分别赔付。

【法律依据】

《保险法》第 56 条第 2 款。

78 人身保险合同中被保险人要变更受益人，需要经过投保人的同意吗？

不需要。如果投保人不同意受益人变更，可以解除合同。

【法律依据】

《保险法》第 41 条。

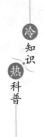

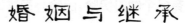

婚 姻 与 继 承

79 父母赠与自己子女的房产,是个人财产还是夫妻共同财产?

父母通过赠与的方式,将自有房屋赠与自己的子女,无论赠与时子女是否已结婚,该赠与行为按照过户时的赠与合同视为父母对自己子女一方的赠与,该房屋属于子女一方的个人财产,不属于子女夫妻共同财产,除非父母另有明确表示,该房产是对子女夫妻双方的赠与。为避免争议,赠与时应以赠与方式过户,避免买卖方式过户,婚姻存续期间购买的房产大概率被认定为夫妻共同财产。另外,如果子女成为产权人后,在其名字后加上了配偶的名字,则该房产成为夫妻共同财产。该行为属于婚内赠与。

【法律依据】

《民法典》第 1062 条"夫妻共同财产";第 1063 条"夫妻个人财产"。

80 一方婚前买房,婚后增值,配偶有份吗?

根据婚后是否存在共同还贷行为,可分为以下三种情形。

一是婚后无贷款，一方婚前全款买房或结婚前已还清贷款的，该房产属于该方婚前财产，婚后增值与配偶无关。

二是婚后有贷款，但贷款由署名一方个人财产偿还的，该房产属于该方婚前财产[个人财产还贷方式包括但不限于：以该房产租金收益（配偶未参与房屋出租管理的）、房产署名一方婚前个人财产或其父母财产进行还贷]，婚后增值与配偶无关。

三是婚后有贷款，贷款用夫妻共同财产偿还的，该房产归署名一方所有，尚未归还的贷款由其承担，双方婚后共同还贷支付的款项及其相对应财产增值部分，离婚时，由署名的一方对另一方进行补偿。

【法律依据】

《民法典》第 1087 条"离婚时夫妻共同财产的处理"；《最高人民法院关于适用〈民法典〉婚姻家庭编的解释（一）》第 78 条。

81 一方用婚前财产炒股，炒股赚的钱是否属于夫妻共同财产？

属于夫妻共同财产。即便是拿婚前的存款来炒股，同样是一种投资行为，婚后取得的投资收益属于夫妻共同财产，当然炒股本金仍属于一方的婚前财产。但在司法实践中，如果婚前购买股票，婚后没有进行任何运作，即没有进行买入卖出的，一般认定没有运作的该部分本金和收益均为婚前个人财产，该部分收益会被认定为婚前财产的自然孳息。

【法律依据】

《民法典》第 1062 条"夫妻共同财产"。

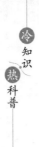

82 什么情形下可以要求返还彩礼？

根据最高人民法院有关司法解释规定，属于以下三种情形的，当事人请求返还按照习俗给付的彩礼，人民法院应当予以支持：（一）双方未办理结婚登记手续；（二）双方办理结婚登记手续但未共同生活；（三）婚前给付并导致给付人生活困难。其中后两项的规定，应当以双方离婚为条件。

【法律依据】

《最高人民法院关于适用〈民法典〉婚姻家庭编的解释（一）》第5条。

83 要求返还彩礼，哪些人可以作原告，哪些人可以作被告？

要求返还彩礼之诉，起诉的原告可以是给付彩礼当事人或其父母，被告可以是接受彩礼的当事人，其父母代收彩礼的，可以将其父母列为共同被告。

【法律依据】

《最高人民法院关于审理彩礼纠纷案件中能否将对方当事人的父母列为共同被告的答复》（2018年9月10日）。

84 嫁妆是不是夫妻共同财产？

嫁妆其实是女方父母的赠与，根据赠与时间的不同、赠与物的性质不同，会有不同的答案。如果嫁妆是钱款，系婚前女方父母赠与女方的，则属于女方个人财产；如果系婚后女方父母赠与的,除特别指明赠与女方个人外,则属于夫妻共同财产。如果嫁妆是一些私人物品,例如戒指、项链、衣物等人身属性比较强的财产,无论婚前还是婚后赠与均属于个人财产。如果嫁妆系家具、家电等用于共同生活的物品,一般认定为夫妻共同财产。

【法律依据】

《民法典》第 1062 条"夫妻共同财产";第 1063 条"夫妻个人财产"。

85 婚前财产协议需要公证吗?

婚前财产协议可以不用公证。公证不是婚前财产协议的生效条件,但在有条件的情况下,建议公证,有以下三方面理由:一是公证过的婚前财产协议即使一方协议遗失,也可以重新到公证处调取,而自己保管的协议如果遗失,就比较难维护自身权益;二是在公证过程中,公证员会对协议的合法性、有效性进行审核,避免约定一些不明确的内容或者有争议的内容;三是在诉讼中,法院一般会将公证过的婚前协议认定为双方真实意思表示,争议相对较少。

86 婚姻关系存续期间,夫妻共同财产认缴出资但公司股权登记在夫妻一方名下的股权,未经配偶同意登记方即转让自己名下的股权,是否属于无权处分?

不属于无权处分。股权是股东基于股东身份和地位而依法享有的权利,包括资产收益、参与重大决策和选择管理者等权利,这些权利既有财产权属性,又有人身权属性。而股东完整、

婚姻与继承

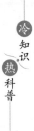

无瑕疵的权利取得,应同时满足出资或认缴出资以及记载于公司股东名册这两个条件。

虽然出资来自夫妻共同财产,对应的资产收益也属于夫妻共同财产,但在股权登记于夫妻一方名下时,该股权的各项具体权能应当由股东本人独立行使,其理应享有独立处置股权的权利。假如登记的一方存在与第三方恶意串通的情形,将导致转让行为无效,但转让后所得的股权转让款应属于夫妻共同财产。

【法律依据】

《民法典》第 154 条"恶意串通的民事法律行为的效力";第 1062 条"夫妻共同财产";《公司法》第 4、28、32 条。

87 父母出资为子女购房,该出资系对自己子女一方的赠与还是对夫妻双方的赠与?

该出资购房在婚前还是婚后,答案有所不同。子女登记结婚前,父母为双方购置房屋出资的,该出资认定为对自己子女个人的赠与,但父母明确表示赠与双方的除外;子女登记结婚后,父母为双方购置房屋出资的,有约定的依照约定处理,没有约定或约定不明,认定为父母对子女夫妻双方的赠与。

【法律依据】

《民法典》第 1062 条"夫妻共同财产";《最高人民法院关于适用〈民法典〉婚姻家庭编的解释(一)》第 29 条。

88 同居八年构成事实婚姻吗?

目前《民法典》并无事实婚姻的规定,但由于法律不溯及既往，对以往已发生的事实仍可能适用原法律。事实婚姻以 1994 年 2 月 1 日民政部《婚姻登记管理条例》公布实施为限，在此之前，男女双方已经符合结婚实质要件的，按事实婚姻处理。除此之外，其他情况均不构成事实婚姻。如果当事人以事实婚姻起诉离婚、分割财产的，法院将对是否构成事实婚姻进行审核。如果不符合事实婚姻的，当事人不能仅请求解除同居关系，还需同时处理财产和子女抚养问题。

【法律依据】

《最高人民法院关于适用〈民法典〉婚姻家庭编的解释(一)》第 3、7 条。

89 男方以个人名义借款包养情人，该借款是否属于夫妻共同债务？

不属于，应属男方个人债务。以个人名义超出家庭日常生活需要所负的债务，又未用于夫妻共同生活、共同经营，也未能确定是夫妻共同意思表示的，应属于个人债务，应由负债的一方自行偿还。

【法律依据】

《民法典》第 1064 条"夫妻共同债务"。

90 婚后共同财产购买的房屋登记在一方名下，离婚时能分割吗？

可以将该房屋作为夫妻共同财产进行分割。由夫妻婚后用

婚姻与继承

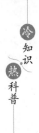
共同财产购买的房屋，即使该房产权属证书登记在一方名下，也应当认定为夫妻共同财产。

【法律依据】

《民法典》第 1062 条"夫妻共同财产"；《最高人民法院关于适用〈民法典〉婚姻家庭编的解释（一）》第 27 条。

91 一方婚内出轨，其配偶能否在离婚时要求多分财产？

一方婚内出轨，属于过错方，在离婚时分割共同财产双方协议不成的，法院会按照照顾子女、妇女和无过错方权益的原则进行判决。而且一方婚内出轨，构成重大过错的，例如与他人同居或者造成严重后果的，无过错方有权请求损害赔偿。

【法律依据】

《民法典》第 1087 条"离婚时夫妻共同财产的处理"；第 1091 条"离婚损害赔偿"。

92 全职太太离婚时能不能获得额外补偿？

在离婚诉讼中，全职太太可以提出补偿请求。夫妻一方因抚育子女、照料老人、协助另一方工作等负担较多义务的，离婚时有权向另一方请求补偿，另一方应当给予补偿。具体办法由双方协议；协议不成的，由人民法院判决。

【法律依据】

《民法典》第 1088 条"离婚经济补偿"。

93 继承人放弃继承权后能否反悔？

遗产处理前或在诉讼进行中，继承人对放弃继承反悔的，由人民法院根据其提出的具体理由决定是否承认，遗产处理后，继承人对放弃继承反悔的，不予承认，所以如果继承人在放弃继承后反悔的，首先可以与其他继承人协商，如果其他继承人一致同意其撤销放弃继承声明，则可以按原各自份额继承。如果不能协商一致，则需经人民法院根据具体理由决定是否同意其撤销放弃继承声明。

【法律依据】

《最高人民法院关于贯彻执行〈中华人民共和国继承法〉若干问题的意见》第 50 条。

94 婆婆的遗产儿媳是否有份？

需根据具体情况具体分析：一是婆婆如果立有遗嘱，其遗产由儿子个人继承，继承的遗产属于儿子个人财产，儿媳没有份；二是婆婆没有遗嘱，由儿子作为法定继承人进行继承，继承的遗产属于夫妻共同财产，儿媳享有一半的份额；三是如果儿子先于婆婆去世，儿媳尽了主要赡养义务的，儿媳可以作为独立的第一顺位继承人进行继承，其继承的份额属于儿媳个人财产，而儿子应继承的份额由儿子和儿媳所生育的孙子女代位继承。

【法律依据】

《民法典》第 1062 条"夫妻共同财产"；第 1063 条"夫妻个人财产"；第 1128 条"代位继承"；第 1129 条"丧偶儿媳、丧偶女婿

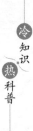

的继承权"。

95 外甥能否继承舅舅的遗产?

根据《民法典》的现有规定,在满足一定条件下,外甥可以继承舅舅的遗产。舅舅去世仅发生第二顺序继承时,外甥的母亲后于舅舅去世的,由外甥的母亲作为继承人进行继承;外甥的母亲先于舅舅去世的,按照《继承法》规定,外甥不能继承舅舅的遗产,但按照《民法典》规定,外甥及其兄弟姐妹可以作为代位继承人,继承舅舅的遗产。

【法律依据】

《民法典》1127 条"法定继承人的范围及继承顺序";第 1128 条"代位继承"。

债 权 债 务

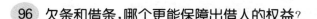

96 欠条和借条，哪个更能保障出借人的权益？

一般来讲，借条更能保障出借人的利益。实践中，欠条和借条有可能基于民间借贷、买卖合同、股权转让等法律关系而出具。欠条大多证明债权债务关系，而借条不仅能证明债权债务关系，而且在通常情况下，借条的内容比较细致，包括出借方式、还款方式、利率、还款期限、违约金、担保等，如果有借贷合意、款项支付凭证等证据佐证，则被认定为民间借贷法律关系的概率较大。欠条内容比较简单，多作为债务确认函，涉及基础法律关系需要结合债权债务形成原因、款项支付方式等一系列相关证据来判断。

【法律依据】

《民法典》第 667—668 条。

97 没约定利息的，出借人能主张利息吗？

根据民间借贷司法解释的相关规定，借贷双方没有约定利息的，出借人无权主张借款人支付利息。自然人之间的借款，借款利息约定不明的，视为未约定利息，出借的款项及偿还的款项

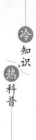

均为本金。

自然人之间借贷对利息约定不明的,则出借人无权主张借款人支付利息。除自然人之间的借贷外,借贷双方对借贷利息约定不明且出借人主张利息的,人民法院应当结合民间借贷合同的内容,并根据当地或者当事人的交易方式、交易习惯、市场报价利率等因素确定利息。

【法律依据】

《最高人民法院关于审理民间借贷案件适用法律若干问题的规定》(2020 修正)第 25 条。

98 民间借贷利率的司法保护上限是多少?

民间借贷利率的司法保护上限以中国人民银行授权全国银行间同业拆借中心每月 20 日发布的一年期贷款市场报价利率(LPR)的 4 倍为标准确定。以 2020 年 7 月 20 日发布的一年期贷款市场报价利率 3.85% 的 4 倍计算为例,民间借贷利率的司法保护上限为 15.4%。

根据民间借贷司法解释的相关规定,双方约定的利率不得超过合同成立时一年期贷款市场报价利率的 4 倍,超过部分法律不予保护。所谓"一年期贷款市场报价利率"是指中国人民银行授权全国银行间同业拆借中心自 2019 年 8 月 20 日起每月发布的一年期贷款市场报价利率。借贷行为发生在 2019 年 8 月 20 日之前的,可参照原告起诉时一年期贷款市场报价利率 4 倍确定受保护的利率上限。

【法律依据】

《最高人民法院关于审理民间借贷案件适用法律若干问题

的规定》(2020 修正)第 26 条。

99 职业放贷人的职业放贷行为受法律保护吗?

根据民间借贷司法解释的相关规定,未依法取得放贷资格、以营利为目的向社会不特定对象提供借款的出借人属于职业放贷人。职业放贷人订立的借款合同无效,法律不予保护。出借人有权要求借款人返还本金,对利息与违约金的请求,法律一般不予支持。

根据《银行业监督管理法》规定,未经国务院银行业监督管理机构批准,任何单位和个人不得设立银行业金融机构或者从事银行业金融机构的业务活动。未经批准,以经营性为目的,通过向社会不特定对象提供资金以赚取高额利息,擅自从事经常性贷款业务的,属于职业放贷行为。从事具有营业性与经常性的职业放贷行为,属于从事非法金融业务活动,其所签民间借贷合同违反国家法律强制性规定的应认定无效。

【法律依据】

《银行业监督管理法》第 19 条;《全国法院民商事审判工作会议纪要》有关"职业放贷人"的规定。

100 企业之间为了救急,可以互相借贷吗?

根据民间借贷司法解释的相关规定,法人之间、非法人组织之间以及法人与非法人之间为生产、经营需要订立的民间借贷合同,一般认定为有效。但是以下情形一般认定为无效:以虚假的意愿表示实施的;恶意串通损害他人合法权益的;违反法

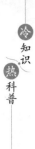

律、行政法规强制性规定的;违背公序良俗的;套取金融机构贷款转贷的;以向其他营利法人借贷、向本单位职工集资,或者以向公众非法吸收存款等方式取得的资金转贷的;未依法取得放贷资格的出借人,以营利为目的向社会不特定对象提供借款的;出借人事先知道或者应当知道借款人借款用于违法犯罪活动,仍然提供借款的。

【法律依据】

《最高人民法院关于审理民间借贷案件适用法律若干问题的规定》(2020 修正)第 11、14 条。

101 虚构债务并恶意诉讼,会有什么后果?

根据相关规定,经查明属于虚假民间借贷诉讼,原告申请撤诉的,人民法院不予准许,并根据情节轻重予以罚款、拘留;构成犯罪的,依法追究刑事责任。诉讼参与人或者其他人恶意制造、参与虚假诉讼,人民法院应当依据民事诉讼法予以罚款、拘留;构成犯罪的,应当移送有管辖权的司法机关追究刑事责任。

单位恶意制造、参与虚假诉讼的,人民法院应当对该单位进行罚款,并可以对其主要负责人或者直接责任人员予以罚款、拘留;构成犯罪的,应当移送有管辖权的司法机关追究刑事责任。

【法律依据】

《最高人民法院关于审理民间借贷案件适用法律若干问题的规定》(2020 年修正)第 20 条。

102 先签订的书面合同与后签订的手写合同内容冲突,以哪个为准?

如果后签订的合同系双方意思表示一致,且双方签章认可,则以后签订的手写合同内容为准。在通常情况下,合同以双方达成一致合意并签署确认之日起生效,但双方修改合同内容视为对原合同做出了补充约定,只要对方对修改部分确认即可,通常双方需在修改过的地方签署名字、盖章或捺手印,并注明签署日期和地点。

【法律依据】

《民法典》第 137、490、510 条。

103 配偶和别人合伙做生意亏本了,怎样能不波及家庭?

在通常情况下,合伙合同的当事人之间的财产是共有关系,在合伙合同终止前,任何一方不得请求分割合伙财产,合伙人对合伙债务承担连带责任。合伙企业主要分为"普通合伙""特殊普通合伙"或者"有限合伙"形式,需要根据企业名称、合伙协议等区分合伙人的具体身份,确定用于清偿的财产份额和应该承担的责任。为了避免波及家庭财产,当事人应该提前做好规划,通过人寿保险等方式进行家企隔离以及债务隔离。

【法律依据】

《民法典》第 969、973 条;《中华人民共和国合伙企业法》第 33、39、57、77、81 条;《人身保险公司保险条款和保险费率管理办法》第 8 条。

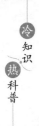
104 欠款人到期不还款，能直接起诉保证人吗？

根据《民法典》担保制度司法解释的相关规定，能否直接起诉保证人取决于保证方式。保证方式分为一般保证和连带责任保证，没有约定或者约定不明的，法律推定为一般保证。在一般保证中，债权人未就主合同纠纷提起诉讼或者申请仲裁，仅起诉一般保证人的，人民法院应当驳回起诉。在连带责任保证中，债权人可以选择仅起诉保证人，要求其在保证范围内承担保证责任。

【法律依据】

《民法典》第 686、687、688 条；《最高人民法院关于适用〈民法典〉有关担保制度的解释》第 26 条。

105 担保有什么风险？

典型的担保可分为抵押、质押、留置、保证等形式，包括人的担保和物的担保。建议不要轻易用自己财产为他人担保，这相当于在自己的财产上设置了一道障碍，也不要轻易做担保人，承担保证责任。被担保的债权既有物的担保又有人的担保的，债务人不履行到期债务或者发生当事人约定的实现担保物权的情形，债权人应当按照约定实现债权；没有约定或者约定不明确，第三人提供物的担保的，债权人可以就物的担保实现债权，也可以请求保证人承担保证责任。

如果提供连带责任保证，在债务人不清偿债务的情况下，债权人可以直接起诉保证人，要求承担保证责任。如果提供抵押、质押等担保,在债务人不清偿债务的情况下,债权人可以就担保财产优先受偿。

【法律依据】

《民法典》第 392、688 条。

106 担保人如何更好地预防债务人不能履约的风险?

可以要求债务人投保履约保证保险,如果投保人或被保险人(担保合同中的债务人)不按照合同约定或法律规定履行义务,则由保险公司承担赔偿责任。

【法律依据】

《民法典》第 392、687、699 条。

107 公司的贷款用股东担保,股东有什么风险?

股东以个人名义为公司贷款提供担保,一旦公司无法偿还贷款,股东要以其个人全部资产承担还款责任。

这里要区分股东作为保证人提供担保的具体方式,即属于一般保证,还是连带责任保证。

公司和股东在保证合同中对保证方式没有约定或者约定不明确的,股东按照一般保证承担保证责任;在保证合同中约定了保证人在债务人不能履行债务或者无力偿还债务时才承担保证责任等类似内容,具有债务人应当先承担责任的意思表示的,为一般保证;在保证合同中约定了保证人在债务人不履行债务或者未偿还债务时即承担保证责任、无条件承担保证责任等类似内容,不具有债务人应当先承担责任的意思表示的,为连带责任保证。

债权债务

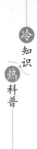
【法律依据】

《民法典》第 686 条;《最高人民法院关于适用〈民法典〉有关担保制度的解释》第 25 条。

108 夫妻一方给公司做了担保,另一方该怎样保全家庭财产?

企业负责人、股东、工作人员成为被执行人的原因,一是由于自身的财务危机;二是企业经营中产生负债,自己为企业债务做担保。尤其是一人有限公司,由于家庭资产和企业资产混同,面临的风险更大,债务人需要用自己的财产偿还所负债务。

公司因承担担保责任导致无法清偿其他债务,提供担保时的股东不能证明公司财产独立于自己的财产,则其他债权人可以要求该股东承担连带责任。人民法院可以查封、扣押、冻结被执行人占有的动产、登记在被执行人名下的不动产和特定动产及其他财产权。不属于被执行人自己的财产,一般不会被强制执行。

而人寿保险就因为其结构特殊性,可以在一定程度上起到债务隔离的作用,通常情况下,商业保险金可先予执行保单现金价值。

【法律依据】

《最高人民法院关于人民法院民事执行中查封、扣押、冻结财产的规定》(2020 年修正)第 2、3 条;《人身保险公司保险条款和保险费率管理办法》第 8 条;《最高人民法院关于适用〈民法典〉有关担保制度的解释》第 10 条。

109 对方到期不还款,该怎么办?

建议先与对方协商,保留协商过程证据,包括但不限于电话录音、微信、短信、书面沟通文件等,视对方的应对态度再决定下一步措施。

如果对方明确拒绝还款的,一般只能起诉或仲裁解决,待获得生效裁判文书后向法院申请强制执行。如果对方同意还款的,为保证出借人的权益得到更好保障,建议与对方一起到场向公证部门办理公证,获取经公证赋予强制执行效力的债权文书,即公证债权文书。公证后,如果对方仍不履行,可据此公证债权文书向法院申请强制执行。如果与对方沟通协调有困难,可以委托律师或者寻求人民调解机构解决。

【法律依据】

《最高人民法院关于公证债权文书执行若干问题的规定》;《中华人民共和国民事诉讼法》第 238 条。

110 对方不还款,该去哪个法院起诉?

在民间借贷关系中,借款人不还款的,出借人可以选择向被告住所地或者合同履行地法院起诉,但当事人事先另有约定的除外。借贷双方就合同履行地未约定或者约定不明确,事后未达成补充协议,按照合同相关条款或者交易习惯仍不能确定的,以接受货币一方所在地为合同履行地。当事人对管辖法院约定的,仅能约定法院地域,不得约定法院级别。

【法律依据】

《最高人民法院关于审理民间借贷案件适用法律若干问题的规定》(2020 年修正)第 3 条;《中华人民共和国民事诉讼法》第 23 条。

债权债务

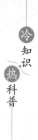
111 公司欠钱，能起诉法定代表人或者负责人吗？

首先，要确认法人的法定代表人或者非法人组织的负责人是否为合同当事人。如果法定代表人仅以单位名义签订合同，而未作为合同主体，而后产生债务的，只能要求单位承担责任。但是，有证据证明所借款项系法定代表人或者负责人个人使用，出借人可以将法定代表人或者负责人列为共同被告或者第三人。法人的法定代表人或者非法人组织的负责人以个人名义与出借人订立民间借贷合同，所借款项用于单位生产经营，出借人可以请求单位与个人共同承担责任。

如果法人的法定代表人或者非法人组织的负责人明确表示债务加入或者为该债务提供担保的，在起诉时可以列法定代表人或者负责人为共同被告。另外，如果法定代表人与该公司人格混同、财物不能明确区分开来的，也可以列法定代表人为共同被告。

【法律依据】

《最高人民法院关于审理民间借贷案件适用法律若干问题的规定》（2020 修正）第 23 条。

劳动与工伤

112 不签订书面劳动合同，有哪些法律后果？

与劳动者签订书面劳动合同是用人单位的法定义务。自用工之日起1个月内双方签订书面劳动合同的，属于合法范围。

自用工之日起超过1个月不满1年未与劳动者订立书面劳动合同的，应当向劳动者每月支付2倍工资，并承担与劳动者签订劳动合同的义务。2倍工资的起算时间为用工之日起满1个月的次日，截止日期为补订劳动合同的前一日，可以主张最长11个月的2倍工资。

自用工之日起超过1年仍未与劳动者订立书面劳动合同的，视为自用工之日起满1年的当日已经与劳动者订立无固定期限劳动合同，并不免除与劳动者补签订书面劳动合同的义务，且劳动者可以向用人单位主张最多11个月的2倍工资。

【法律依据】

《劳动合同法》第82条；《劳动合同法实施条例》第7条。

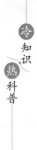

113 用人单位可以要求所有劳动者签订竞业限制条款或协议吗？

不可以。竞业限制适用于单位的高级管理人员、高级技术人员和其他负有保密义务的人员。竞业限制实际上限于知悉用人单位商业秘密和核心技术的人员，不可能面对每个劳动者，企业也无力提供给每位员工一份经济补偿金。

竞业限制的范围、地域由用人单位与劳动者约定，竞业限制的约定不得违反法律、法规的规定。

【法律依据】

《劳动合同法》第 24 条。

114 用人单位与劳动者达成的不缴纳社会保险费的协议是否有效？

无效。不缴纳社会保险费的承诺、声明或协议违背了国家法律法规的强制性规定，不具有法律上的效力，对单位及个人的缴费义务也不能予以免除。用人单位和劳动者必须依法参加社会保险，缴纳社会保险费。在我国，社会保险是一种强制险，它不同于商业保险的自愿性。劳动者享受的社会保险金必须按时、足额支付。

【法律依据】

《劳动法》第 72—73 条。

115 加班费的支付标准是什么?

用人单位应当按照下列标准支付高于劳动者正常工作时间工资的工资报酬:(一)安排劳动者延长工作时间的,支付不低于工资的 150% 的工资报酬。(二)休息日安排劳动者工作又不能补休的,支付不低于工资的 200% 的工资报酬。(三)法定休假日安排劳动者工作的,支付不低于工资的 300% 的工资报酬。

【法律依据】

《劳动法》第 44 条;《工资支付暂行规定》第 13 条。

116 劳动者没休年休假,能获得补偿吗?

可以。用人单位安排职工休年休假,职工因本人原因且书面提出不休年休假的,用人单位可以只支付其正常工作期间的工资收入。

用人单位经职工同意不安排年休假或者安排职工休假天数少于应休年休假天数的,应当在本年度内,对职工应休未休年假天数,按照其日工资收入的 300% 支付未休年休假工资报酬,其中包含用人单位支付职工正常工作期间的工资收入。

【法律依据】

《企业职工带薪年休假实施办法》第 10 条。

117 女职工因怀孕调岗,单位能否以"同工同酬"为由降薪?

不可以。基于保护女职工和胎儿的原则,用人单位应当主

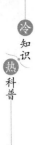
动调整怀孕女工的岗位,怀孕女工也有权提出调整到自己适应的工作岗位。女职工在孕期不能适应原劳动的,用人单位应当根据医疗机构的证明予以减轻劳动量或者安排其他能够适应的劳动。

用人单位不得违反劳动合同的约定和劳动法规的强制性规定,即不得以调整岗位为由降低怀孕女工的工资。用人单位不得因女职工怀孕、生育、哺乳,降低其工资、予以辞退、与其解除劳动或者聘用合同。任何单位不得因结婚、怀孕、产假、哺乳等情形降低女职工的工资、辞退女职工、单方解除劳动(聘用)合同或者服务协议。

但是,女职工要求终止劳动(聘用)合同或者服务协议的除外。用人单位与女职工协商一致,可以变更劳动合同约定的内容。变更劳动合同,应当采用书面形式。

【法律依据】

《女职工劳动保护特别规定》第 5—6 条;《劳动合同法》第 35 条;《妇女权益保障法》第 27 条。

118 孕期女职工严重违规,用人单位是否可以解除劳动合同?

可以。女职工怀孕期间并非不能解除劳动合同,而是指不能以劳动合同法规定的"非过失性解除"和"经济性裁员"等方式解除合同。孕期女工严重违反劳动纪律的,单位仍可单方面解除劳动关系。

我国劳动法律法规针对孕期内女职工建立了特殊的职业保障机制,规定女职工在孕期内,用人单位不得通过提前三十日以书面形式通知劳动者本人或额外支付劳动者一个月工资解除劳动合同,也不能通过经济性裁员的方式解除劳动合同。但是,劳动者严重违反用人单位的规章制度的,用人单位可以解除劳动合同。该规定适用于所有劳动者,包括处于孕期内的女性职工。

劳动者严重违规,用人单位单方解除劳动合同要符合以下条件:首先,规章制度的内容必须是符合法律、法规的规定,而且是通过民主程序公之于众的。其次,劳动者的行为客观存在,并且是属于"严重"违反用人单位的规章制度。判断是否达到"严重"程度,一般应根据法律、法规所规定的限度和用人单位内部的规章制度,依此限度所规定的具体界限作为衡量标准。最后,用人单位对劳动者的处理是按照本单位规章制度规定的程序办理的,并符合相关法律、法规规定。

【法律依据】

《劳动合同法》第39、42条。

119 孕妇被调岗调薪怎么办?

调岗需要协商一致,如果员工不同意调岗,可以要求单位按照原合同履行。劳动合同法规定,女职工在孕期、产期、哺乳期的,除在试用期间被证明不符合录用条件、严重违反用人单位的规章制度、被依法追究刑事责任等情形,用人单位不得与处于三期的女职工解除劳动合同。处于三期的女职工,属于特定群体劳动者,不得适用无过失性辞退和经济性裁员。

如果无法与单位协商一致,建议向合同履行地或用人单位所在地的劳动人事争议仲裁委员会申请劳动仲裁,请求继续履行原劳动合同,从而享受到法律对处于孕期、产期、哺乳期女员

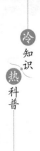

工的特殊保护。

【法律依据】

《劳动合同法》第 35、42 条;《女职工劳动保护特别规定》第 5—6 条;《妇女权益保障法》第 27 条。

120 没有书面合同,如何举证证明事实劳动关系的存在?

劳动关系的主体主要为用人单位和劳动者。双方是否存在劳动关系,首先,看用人单位和劳动者是否具有符合法律、法规规定的主体资格。其次,看用人单位和劳动者之间是否具有人身从属性、组织从属性、经济从属性。用人单位和劳动者之间是否存在管理与被管理的关系是认定双方是否存在劳动关系的核心要素。最后,看劳动者进行的生产业务、经营业务、服务业务活动等是否属于用人单位的业务组成。

用人单位招用劳动者未订立书面劳动合同,但同时具备下列情形的,劳动关系成立:(一)用人单位和劳动者符合法律、法规规定的主体资格;(二)用人单位依法制定的各项劳动规章制度适用于劳动者;(三)劳动者提供的劳动是用人单位业务的组成部分。

用人单位未与劳动者签订劳动合同,认定双方存在劳动关系时可参照下列凭证:(一)工资支付凭证或记录、缴纳各项社会保险费的记录;(二)用人单位向劳动者发放的"工作证""服务证"等能够证明身份的证件;(三)劳动者填写的用人单位招工招聘"登记表""报名表"等招用记录;(四)考勤记录;(五)其他劳动者的证言等。其中,(一)(二)(四)项的有关凭证由用人单位负责举证。根据劳动法律、法规规定,用人单位支付劳动者工资,劳动者受用人单位的管理、约束或其工作是用人单位业务的组成部分等,可认定双方间存在劳动关系。劳动关系是兼有人身关系和财产关系性质,以及平等关系和隶属关系特征的社会关系。劳动关系一经建立,则劳动者必须听从用人单位的指挥,将劳动力的支配权交给用人单位,接受用人单位的管理,服从其工作时间、任务等安排,遵守其规章制度。对于未签订书面劳动合同的双方当事人是否建立劳动关系的认定,应当结合双方权利义务的履行情况判断其是否符合劳动关系的构成要件。

【法律依据】

《劳动和社会保障部关于确立劳动关系有关事项的通知》第1—2条。

121 员工放弃社保,公司以工资形式补偿是否可以?

不可以。用人单位为劳动者参加社会保险是用人单位的法定义务,也是法律的强制性规定,即使员工自愿放弃,也无法免除用人单位的此项法定义务。该做法是违法的,违反了社会保险法的强制性规定,当属无效。自愿放弃的员工向劳动监察部门投诉,公司有补缴社保的义务。根据相关法律规定,民事法律行为无效、被撤销或者确定不发生效力后,行为人因该行为取得的财产应当予以返还。因此,用人单位可要求劳动者返还向其支付的社保补贴。

用人单位和劳动者的合法权益均应受到法律保护,双方应按照劳动合同及相关法律法规依法享受权利、全面履行义务。用人单位和劳动者必须依法参加社会保险,缴纳社会保

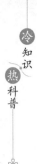

险费。

【法律依据】

《劳动法》第 72 条;《民法典》第 157 条。

122 试用期内,可以无条件解除合同吗?

不可以。劳动合同的试用期是指劳动者和用人单位建立劳动关系时在劳动合同期限之内特别约定的一个供双方互相考察、附解除条件的期间。

试用期是劳动合同当事人为了相互了解对方的情况,即用人单位了解劳动者是否适合从事特定工作以及劳动者了解用人单位的具体情况,而在劳动合同中约定的特定期限。用人单位在此期间对新进人员进行思想品德、劳动态度、实际工作能力、身体情况等进行进一步考察。

在劳动争议纠纷案件中,因用人单位做出开除、除名、辞退、解除劳动合同、减少劳动报酬、计算劳动者工作年限等决定而发生的劳动争议,由用人单位负举证责任。

劳动者在试用期间被证明不符合录用条件的,用人单位可以解除劳动合同。这就是说,用人单位在试用期内主动解除劳动合同的,必须提供证据证明该劳动者不符合录用条件。用人单位在试用期内如果能证明劳动者不符合录用条件的,可以随时解除劳动合同。

用人单位有完整证据链认定不符合工作岗位要求,在试用期内解除劳动合同无需支付违法解除劳动合同的经济补偿金、赔偿金。反之,如果无证据或者证据不充分,无法认定劳动者不符合录用条件的,则用人单位需要支付违法解除劳动合同的经济补偿金、赔偿金。

【法律依据】

《劳动合同法》第 21、39、40 条。

123 试用期内,用人单位解除劳动合同需要经过哪些程序?

一是用人单位在试用期解除劳动合同的,应当向劳动者说明理由,建议采取书面形式,并且要求劳动者签收。二是用人单位在试用期内解除劳动合同的,应当事先将理由通知工会。三是用人单位需制作《解除劳动合同通知书》并送达给劳动者,同时向劳动者出具解除或者终止劳动合同的证明,并在 15 日内为劳动者办理档案和社会保险关系转移手续。

【法律依据】

《劳动合同法》第 39、43、83 条。

124 用人单位以"末位淘汰"为由解除劳动合同是否合理?

不合理。末位淘汰制度实际使得用人单位在合同期满之前可单方面解除劳动合同。排在末位和不能胜任工作不能简单地画等号,这种制度是否合法要看淘汰员工的理由是什么。如果被淘汰的劳动者确实不能胜任工作,而且经过培训或者调整工作岗位后仍不能胜任工作,则用人单位解除劳动合同符合《劳动法》的规定。但是,如果被淘汰的劳动者虽然相比其他员工来说工作效率较低、能力较差,然而并未达到不能胜任工作的程度,则用人单位就不能与之解除合同。在这种情况下,末位淘汰制就是一种违法解除劳动合同的制度。

劳动与工伤

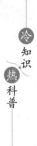

【法律依据】

《劳动合同法》第 40 条。

125 员工间谈恋爱被开除，可以要求经济赔偿吗？

可以。公司"禁止公司员工内部恋爱"的规定侵害了婚姻自由的合法权利，违反了法律关于公民婚姻自由的规定，应当无效，公司应支付因违法解除劳动合同所产生的相应的经济赔偿金。

用人单位可以劳动者严重违反用人单位的规章制度，单方解除劳动合同。但该规定有一个前提条件，就是用人单位的规章制度不得违反国家强制性的法律规定。用人单位有权根据自身的实际情况通过合法的程序制定规章制度，但内容不得违反国家法律和行政法规。用人单位关于禁止同部门员工谈恋爱的规定有违公民婚恋自由，该规章制度应为无效，对用人单位及劳动者均不具有约束力。

【法律依据】

《劳动合同法》第 39 条。

126 劳动者在用人单位连续工作满 15 年，用人单位不得与之解除劳动合同吗？

虽然在本单位连续工作满 15 年，且距法定退休年龄不足 5 年的，用人单位不得以"无过失性辞退""经济性裁员"的规定与之解除劳动合同，但是如果用人单位能提供证据，证明引起辞退的事由在法定禁止性条件的使用范围之外，用人单位仍可单方解除劳动合同,也可以选择协商解除劳动合同。

用人单位仍可单方解除劳动合同的主要情形:(一)劳动者严重违反用人单位的规章制度;(二)劳动者严重失职,营私舞弊,给用人单位造成重大损害;(三)劳动者同时与其他用人单位建立劳动关系,对完成本单位的工作任务造成严重影响,或者经用人单位提出,拒不改正的;(四)以欺诈、胁迫的手段或者乘人之危,使对方在违背真实意思的情况下订立或者变更劳动合同的;(五)劳动者被依法追究刑事责任。

【法律依据】

《劳动合同法》第39、42条。

127 劳动者辞职是否必须经用人单位同意?

不需要单位同意,但需要提前通知单位。劳动者可行使"无因解除权",即无须任何理由解除劳动合同,在试用期内提前3日通知用人单位;试用期届满后提前30日以书面形式通知用人单位,可以解除劳动合同。

劳动者随时通知解除劳动合同的情形主要为:(一)未按照劳动合同约定提供劳动保护或者劳动条件的;(二)未及时足额支付劳动报酬的;(三)未依法为劳动者缴纳社会保险费的;(四)用人单位的规章制度违反法律、法规的规定,损害劳动者权益的;(五)以欺诈、胁迫的手段或者乘人之危,使劳动者在违背真实意思的情况下订立或者变更劳动合同,致使劳动合同无效的;(六)法律、行政法规规定劳动者可以解除劳动合同的其他情形。

劳动者即时解除劳动合同的情形主要为:用人单位以暴力、威胁或者非法限制人身自由的手段强迫劳动者劳动的,或者

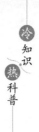

违章指挥、强令冒险作业危及劳动者人身安全的,劳动者可以立即解除劳动合同,不需事先告知用人单位。

【法律依据】

《劳动合同法》第 31、38 条。

128 违法企业被取缔,找谁追索劳动报酬?

不具备合法经营资格的用人单位,给劳动者造成损害的,应当由被处理的单位或者其出资人承担赔偿责任。

对不具备合法经营资格的用人单位的违法犯罪行为,依法追究法律责任;劳动者已经付出劳动的,该单位或者其出资人应当向劳动者支付劳动报酬、经济补偿、赔偿金;给劳动者造成损害的,应当承担赔偿责任。

用人单位即使不具备合法经营资格,被工商行政管理部门依法处理,特别是被依法取缔后,被处理的单位或者其出资人仍应支付劳动者的劳动报酬、经济补偿、赔偿金。被依法取缔的单位不能因其被取缔、不存在为由,拒绝支付劳动者报酬、经济补偿、赔偿金。对被处理单位或其出资人拒绝支付的,劳动者可以其出资人为被告提起诉讼。

【法律依据】

《劳动合同法》第 93 条。

129 单位单方面解雇员工,没有发放工资,员工可以直接去法院起诉吗?

不可以。应先去劳动争议仲裁委员会申请劳动仲裁,不能直接去法院起诉。法律规定发生劳动争议必须先去劳动仲裁委员会，第一次去法院诉讼的，法院不予受理。

劳动争议发生后，当事人可以向本单位劳动争议调解委员会申请调解；调解不成，当事人一方要求仲裁的，可以向劳动争议仲裁委员会申请仲裁。当事人一方也可以直接向劳动争议仲裁委员会申请仲裁。对仲裁裁决不服的，可以向人民法院提起诉讼。

【法律依据】

《劳动法》第 79 条。

130 劳动合同期满终止，用人单位需要支付经济补偿吗？

一般情况下需要支付，但是如果劳动合同期限届满时，用人单位同意续订劳动合同，且维持或者提高劳动合同约定条件，例如，工资标准等条件保持不变，劳动者不同意续订的，则劳动合同终止，用人单位可不支付经济补偿。

【法律依据】

《劳动合同法》第 46 条。

131 在哪些情况下劳动者可以单方解除劳动合同？

用人单位存在过错，出现了法定的事由，我国《劳动合同法》赋予了劳动者特别解除权，即劳动者有无条件单方解除劳动合同的权利，无须向用人单位预告就可通知用人单位解除劳动合同。

劳动者随时通知解除劳动合同的情形主要为：（一）未按照

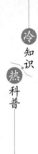

劳动合同约定提供劳动保护或者劳动条件的;(二)未及时足额支付劳动报酬的;(三)未依法为劳动者缴纳社会保险费的;(四)用人单位的规章制度违反法律、法规的规定,损害劳动者权益的;(五)以欺诈、胁迫的手段或者乘人之危,使劳动者在违背真实意思的情况下订立或者变更劳动合同,致使劳动合同无效的;(六)法律、行政法规规定劳动者可以解除劳动合同的其他情形。

劳动者即时解除劳动合同的情形主要为:用人单位存在严重违法行为时,例如以暴力、威胁或者非法限制人身自由的手段强迫劳动者劳动的,或者违章指挥、强令冒险作业危及劳动者人身安全的,劳动者可以立即解除劳动合同,不需事先告知用人单位。

【法律依据】

《劳动合同法》第 38 条。

132 女员工被性骚扰,企业主该担责吗?

用人单位对于性骚扰有预防、接受投诉和制止的义务。作为企业主,应当提前树立风控合规意识,加强在员工内部的宣传教育,在风险来临时,能够证明企业采取了合理的预防措施。单位除应当负有采取合理措施防止和制止利用职权、从属关系等实施性骚扰的义务,也负有采取合理措施防止和制止其他性骚扰的义务。当单位未尽到采取合理措施义务的,受害人有权依照法律的规定,请求单位承担民事责任。

违背他人意愿,以言语、文字、图像、肢体行为等方式对他人实施性骚扰的,受害人有权依法请求行为人承担民事责任。机关、企业、学校等单位应当采取合理的预防、受理投诉、调查处置等措施,防止和制止利用职权、从属关系等实施性骚扰。

一方面,单位负有为防止和制止利用职权、从属关系等实施性骚扰而采取措施的义务。单位对其工作人员具有一定的管理和控制能力,使单位负有相应的义务,能够在一定程度上防止和制止性骚扰的发生和继续发生,也有助于建立多元化的性骚扰纠纷解决机制。

另一方面,单位应当采取合理的预防、受理投诉、调查处置等措施。这些措施涵盖了事前的预防、事中的受理投诉和事后的调查处置各个层面。措施的合理性需要在个案中结合多项因素予以考量。

【法律依据】

《民法典》第 1010 条。

133 试用期内发生工伤事故,是否享受工伤保险待遇?

可以。劳动者在试用期内,除劳动报酬和劳动合同解除等方面与转正后的劳动者有所差异外,其他权利是一样的,当然也包括享受工伤待遇。用人单位自用工之日起即与劳动者建立劳动关系,试用期包含在劳动合同期限内。

职工因工作遭受事故伤害或者患职业病进行治疗,享受工伤医疗待遇。依照《工伤保险条例》规定,应当参加工伤保险而未参加工伤保险的用人单位职工发生工伤的,由该用人单位按照《工伤保险条例》规定的工伤保险待遇项目和标准支付费用。

【法律依据】

《劳动合同法》第 7、19 条;《工伤保险条例》第 2、62 条。

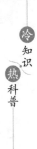

134 在回家买菜途中发生交通事故受伤,能否认定为工伤?

可以。在上下班途中,受到非本人主要责任的交通事故或城市轨道交通、客运轮渡或火车事故伤害的,可以认定为工伤。这里有两个要素:一是上下班途中,包括合理时间、合理路线、合理目的。二是非本人主要责任,排除了闯红灯、酒后驾驶、无证驾驶等严重交通违法行为。是否承担主要责任以相应的法律文书或结论性意见为准。

"上下班途中"的情形,包括①在合理时间内往返于工作地与住所地、经常居住地、单位宿舍的合理路线的上下班途中;②在合理时间内往返于工作地与配偶、父母、子女居住地的合理路线的上下班途中;③从事属于日常工作生活所需要的活动,且在合理时间和合理路线的上下班途中;④在合理时间内其他合理路线的上下班途中。

所以并非只有必经路线才可能被认定为工伤,上下班途中去菜市场买菜属于从事属于日常工作生活所需要的活动,在合理时间内未改变以上下班为目的的合理路线,可以被认定为工伤。

【法律依据】

《工伤保险条例》第 14 条;《最高人民法院关于审理工伤保险行政案件若干问题的规定》第 6 条。

135 在工作时间因帮其他同事而受伤,能否认定为工伤?

可以。在通常情况下,职工在工作时间、工作场所内,因工作原因受到伤害可以认定为工伤。如果单位不能提供证据证明员工在上班时受伤是有目的的故意行为，不存在故意犯罪、醉酒或吸毒、自残或自杀的情形，一般可以认定为工伤。

应当认定为工伤的情形主要有：（一）在工作时间和工作场所内，因工作原因受到事故伤害的；（二）工作时间前后在工作场所内，从事与工作有关的预备性或者收尾性工作受到事故伤害的；（三）在工作时间和工作场所内，因履行工作职责受到暴力等意外伤害的；（四）患职业病的；（五）因工外出期间，由于工作原因受到伤害或者发生事故下落不明的；（六）在上下班途中，受到非本人主要责任的交通事故或者城市轨道交通、客运轮渡、火车事故伤害的。

【法律依据】

《工伤保险条例》第 14、16 条。

136 在单位工作中因厮打受伤，能认定为工伤吗？

不能。职工因故意犯罪伤亡的，不得认定为工伤或者视同工伤。受伤职工故意犯罪作为禁止认定为工伤的"违法情形"之一。不得认定为工伤或视同工伤的情形有：（一）故意犯罪的；（二）醉酒或吸毒的；（三）自残或自杀的。

所谓故意犯罪是指明知自己的行为会发生危害社会的结果，并且希望或者放任这种结果发生，因而构成犯罪的情形。在单位工作中因厮打受伤，显然不属于与工作有关的原因，也不属于过失，而是有希望或放任的故意。关于"故意犯罪"的认定，应当以刑事侦查机关、检察机关和审判机关的生效法律文书或者结论性意见为依据，并不包括违反治安管理处罚的

劳动与工伤

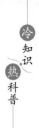

行为。

【法律依据】

《工伤保险条例》第 16 条;《刑法》第 14 条;《最高人民法院关于审理工伤保险行政案件若干问题的规定》第 1 条。

137 单位组织旅游过程中,职工受伤或是意外身亡,是否构成工伤?

职工参加单位组织的旅游而受伤能否被认定为工伤,这个问题争议较大。倾向性意见认为,如果用人单位强制要求或者鼓励参加,这些集体活动可以被认为是工作的组成部分,这是判断是否"因工作原因"受伤的核心。单位组织旅游属于与工作相关的行为,可参照"因工外出"规定。单位是组织的提倡者、组织者、管理者,单位组织旅游也是为了提高员工的工作积极性,增强凝聚力。单位组织的员工集体活动是单位福利待遇的另一种表现形式。期间发生伤害,应该获得医疗救助和经济补偿,组织者要对整体活动负责。

参考《国务院法制办公室〈关于职工参加单位组织的体育活动受到伤害能否认定为工伤的请示〉的复函》,作为单位的工作安排,职工参加体育训练活动而受到伤害的,应当依照《工伤保险条例》第 14 条第(一)项中关于"因工作原因受到事故伤害的"规定,认定为工伤。

【法律依据】

《工伤保险条例》第 14 条。

138 保姆在雇主家受伤，是否属于工伤？

需区分不同情况对待。

如果保姆与家政公司形成了劳动关系，该保姆是由家政公司安排到雇主家工作并受伤，则属于工伤。

如果是个人雇佣保姆则不属于工伤。因为个人雇佣保姆属于个人之间建立的劳务关系，不属于劳动法调整的劳动关系。个人之间形成劳务关系，提供劳务一方因劳务受到损害的，根据双方各自的过错承担相应的责任。提供劳务期间，因第三人的行为造成提供劳务一方损害的，提供劳务一方有权请求第三人承担侵权责任，也有权请求接受劳务一方给予补偿。接受劳务一方补偿后，可以向第三人追偿。

【法律依据】

《民法典》第 1192 条;《最高人民法院关于审理人身损害赔偿案件适用法律若干问题的解释》。

139 职工因违章操作而负伤，能否被认定为工伤？

可以。工伤认定遵循无过错补偿的原则，只要符合在工作时间和工作场所内，因工作原因受到事故伤害的，不管造成事故的起因是在用人单位一方或是伤者一方，都应认定为工伤。

不得认定为工伤或视同工伤的情形有：（一）故意犯罪的；（二）醉酒或吸毒的；（三）自残或自杀的。

【法律依据】

《工伤保险条例》第 16 条。

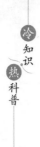

140 劳动者与用人单位达成工伤赔偿协议,能否以待遇偏低为由反悔?

如果协议签订时未做工伤认定,亦未做劳动能力鉴定确定伤残等级,且约定的补偿金额与《工伤保险条例》的规定差距太大,可能会被认定为显失公平的协议。

如果双方对工伤及劳动能力障碍有一定的认知,作为完全民事行为能力人,就赔付事宜达成一次性处理协议,属于就赔偿问题达成一致意见,系双方意思自治的结果,并未违反法律或行政法规的强制性规定,属于合法、有效的协议,对当事人均具有法律约束力。

关于协议书是否有效的问题,主要看协议双方是否具有相应的民事行为能力;意思表示是否真实;是否违反法律、行政法规的强制性规定;是否违背公序良俗。其中,只有违反法律和行政法规的强制性规定才能确认合同无效。

强制性规定又包括管理性规范和效力性规范。管理性规范是指法律及行政法规未明确规定违反此类规范将导致合同无效的规范。管理性规范旨在管理和处罚违反规定的行为,但不否认该行为在民商法上的效力。效力性规定是指法律及行政法规明确规定违反该类规定将导致合同无效的规范,或者虽未明确规定违反之后将导致合同无效,但若使合同继续有效将损害国家利益和社会利益的规范。效力性规定不仅旨在处罚违反之行为,而且意在否定其在民商法上的效力。

虽然《工伤保险条例》规定了"依照本条例规定应当参加工伤保险而未参加工伤保险的用人单位职工发生工伤的,由该用人单位按照本条例规定的工伤保险待遇项目和标准支付费用"，但该规定本身未直接明确或结合其他条文规定该违法行为的效力，并且违反该规定使涉案协议继续有效不损害国家或社会公共利益，即其并非效力性强制性规定，而仅是一种管理性规范。

因此，只有违反了效力性的强制规范，才应当认定合同无效。

【法律依据】

《民法典》第 143、151 条。

141 工伤期间停发工资是否合理？

不合理。职工因工作遭受事故伤害或者患职业病需要暂停工作、接受工伤医疗的，在停工留薪期内，原工资福利待遇不变，由所在单位按月支付。停工留薪期一般不超过 12 个月。伤情严重或者情况特殊，经设区的市级劳动能力鉴定委员会确认，可以适当延长，但延长不得超过 12 个月。

【法律依据】

《工伤保险条例》第 33 条。

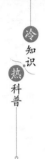

房 产 物 业

142 房屋买卖合同订立后能否撤销？

基于重大误解、受欺诈、被胁迫和特定情形下显失公平的房屋买卖合同可以撤销。《民法典》将撤销权设立在总则编，不仅指上述情形下的合同，上述情形下所有的民事行为符合可撤销情形的，均可向法院或仲裁机关申请撤销。需注意的是，撤销权的行使受除斥期间限制，超过期限撤销权消灭。重大误解的需在知道或应当知道撤销事由之日起九十日内行使撤销权；受胁迫的需自胁迫行为终止之日起一年内行使撤销权；其他事由下，当事人应当自知道或应当知道撤销事由之日起一年内行使撤销权；自民事法律行为发生之日起五年内未行使撤销权的，撤销权消灭。

【法律依据】

《民法典》第 147—152 条。

143 房屋承租人优先购买权受到侵害的法律后果有哪些？

出租人未通知承租人或者有其他妨害承租人行使优先购买权情形的，承租人可以请求出租人承担赔偿责任。对于赔偿范围,相应的司法解释尚未出台,但应包括房屋承租人的直接损失,包括但不限于因此造成的搬家费、房屋溢价损失等,但房屋承租人优先购买权受到侵害时,出租人与第三人订立的房屋买卖合同的效力不受影响。

【法律依据】

《民法典》第 728 条"房屋承租人优先购买权受到侵害的法律后果"。

144 房屋买卖合同毁约,定金是否可以退?

签订房屋买卖合同后,买方已交纳定金,根据定金罚则,如果买方违约不再购买房屋的,不能要求卖方退还定金;如果卖方违约不再出售房屋的,卖方需双倍返还定金。如果守约方损失高于定金的,守约方还可主张赔偿实际损失。

【法律依据】

《民法典》第 586 条"定金担保";第 587 条"定金罚则"。

145 交房时小区配套设施和宣传广告不符,该怎么办?

小区配套设施与宣传广告不符的,开发商涉嫌虚假宣传,购房者可以向市场监督管理部门进行举报。同时,开发商的宣传广告构成要约,除房屋买卖合同另有约定外,宣传广告与实际配套设施不符的,开发商构成违约,购房者可以要求开发商承担违约责任,并赔偿损失。

【法律依据】

《民法典》第 473 条。

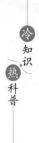

146 房屋买卖合同发生纠纷,去哪个法院起诉?

房屋买卖合同纠纷属于合同纠纷的一种,适用合同纠纷管辖,一般合同中对管辖有约定的,适用约定管辖。合同约定管辖违反法律规定,或者约定不明确(没有约定的),由被告住所地法院或合同履行地法院管辖。房屋买卖合同的合同履行地是指房屋所在地法院。

【法律依据】

《民事诉讼法》第 23 条。

147 租房合同到期后租客不搬走,房东怎么办?

租客不搬走,分两种情况:一是房东无法联系上租客;二是租客拒不搬走。针对第一种情况,房东可以通过报警确认承租人失联,同时可以对租客的物品进行公证提存的方式收回房屋。第二种情况,房东可以通过法院起诉,要求租客返还房屋,并按照租赁合同约定支付房屋占用金和违约金。如果实际损失高于合同约定违约金的,也可以直接要求赔偿损失或要求法院提高违约金。

【法律依据】

《民法典》第 733 条"租赁期限届满承租人返还租赁物"。

148 所租赁的房屋被法院强制执行怎么办?

具体可分两种情形:一是执行申请人对房屋享有的物权,

例如抵押权形成于租赁合同之前,法院可对房屋进行清租处理,要求租客搬离,租客可另行向出租人主张赔偿损失或违约金;二是执行申请人对房屋享有的物权形成在租赁合同之后,或者执行申请人享有的是债权的,法院强制执行时,不得要求租客搬离,而是带租约进行强制执行。

【法律依据】

《民法典》第 725 条"所有权变动不破租赁"。

149 违建房屋能否进行出租?

违建房屋是指未按照建设工程规划许可证的规定进行建设的房屋。对于违建房屋的租赁合同是否有效,在实务中存有一定争议,但较多的观点认为违建房屋的租赁合同为无效合同。主要是基于违反法律强制性规定的合同无效,大部分观点认为违法建筑不能出租,其违反了《城乡规划法》第 40 条,同时《商品房租赁管理办法》第 6 条明确规定违法建筑不得出租,故最高人民法院在《关于审理城镇房屋租赁合同纠纷案件具体应用法律若干问题的解释》认为,违法建筑物的租赁合同是无效合同。但少部分观点认为,《城乡规划法》第 40 条并非强制性规定,《商品房租赁管理办法》系部门规章,以违反强制性规定为由,认为租赁合同无效的观点不成立。

【法律依据】

《民法典》第 153 条"违反强制性规定及违背公序良俗的民事法律行为的效力";《城乡规划法》第 40 条。

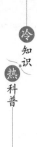

150 租房做生意,房屋拆迁,租客能得到哪些补偿?

　　租用别人的房屋开店后,租赁的房屋遇到拆迁的,按照租赁合同纠纷进行处理。对于拆迁,合同有约定的,按照约定处理。合同没有约定的,租客是可以获得一定经济补偿的,租客可以获得停产停业损失,搬迁、临时安置的补偿。租客进行装修的,还可以适当获得房屋装修的折价补偿等。

　　【法律依据】

　　《国有土地上房屋征收与补偿条例》第 17、23 条。

151 小区业主机动车被盗,是否可以要求物业公司赔偿?

　　机动车被盗系刑事案件,车主可以通过刑事报案维护自身的权益。在民事权利方面,车主作为小区业主与物业公司一般存在两个合同关系:一是物业管理服务合同;二是停车服务合同。物业公司是否需要承担赔偿责任,一方面,取决于业主大会与物业公司所签署的合同内容;另一方面,取决于物业公司是否有重大过失或过错,例如安保人员玩忽职守。如果合同有约定,依照约定;合同没有约定或约定不明的,物业公司存在过错或重大过失,则需要承担赔偿责任,具体责任比例由法院酌定。

　　【法律依据】

　　《物业管理条例》第 35 条。

消费者权益保护

152 网购买到假货，去消协有用吗？

消费者协会是依法成立的对商品和服务进行监督的保护消费者合法权利的社会团体，其职能主要包含：①就有关消费者合法权益的问题，向有关行政部门反映、查询、提出建议；②受理消费者投诉，并对投诉事项进行调查、调解；③投诉事项涉及商品和服务质量问题的，可以提请鉴定部门要求鉴定，鉴定部门应当告知鉴定结论；④就损害消费者合法权益的行为，支持受损害的消费者提起诉讼；⑤对损害消费者合法权益的行为，通过大众传播媒介予以揭露、批评。

网购买到假货，消费者可以通过拨打 12315 向消费者协会投诉，消费者协会有权对投诉事项进行调查、调解、委托鉴定、媒体揭露和批评、组织调解。

向消费者协会投诉只是消费者与经营者发生消费者权益争议的一种解决途径，如果投诉无果或者未达到法律规定的效果，消费者可以通过其他途径维护自身合法权益，例如向市场监督管理行政部门申诉、依据仲裁协议提起仲裁，或者向人民法院提起诉讼。

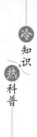

【法律依据】

《消费者权益保护法》(2013 年修正)第 36、37、39 条。

153 网上销售假货,经营者是否承担责任,承担何种责任?

经营者向消费者提供商品或者服务应当遵守《中华人民共和国产品质量法》和其他有关法律、法规的义务。《中华人民共和国产品质量法》规定:销售者销售产品,不得掺杂、掺假、以假充真、以次充好,不得以不合格产品冒充合格产品。

经营者提供商品或者服务有欺诈行为的,应当按照消费者的要求增加赔偿其受到的损失,增加赔偿的金额为消费者购买商品的价款或者接受服务的费用的三倍;增加赔偿的金额不足五百元的,为五百元。经营者提供商品或者服务造成消费者或其他受害人人身伤害的,还应当承担医疗费、住院伙食费、营养费、护理费、误工费、残疾辅助器具费、残疾(死亡)赔偿金、被扶养人生活费等,构成犯罪的,依法应当承担刑事责任。

如果经营者故意售假,导致消费者死亡或健康严重受损的,消费者还可以要求经营者按照医疗费的三倍进行赔偿。

【法律依据】

《消费者权益保护法》(2013 年修正)第 44、55 条;《产品质量法》(2018 年修正)第 32、44、45 条。

154 网购退货的运费,由谁来承担?

网购退货的运费承担,分为如下两种情形:①因商品质量不合格、有破损、与描述不相符、商家发错了货、残次品假货等因经营者的原因导致的退货,消费者可以按照双方合同约定,或者自收到商品之日起七日内(以双方合同无特别约定为前提)向经营者退货,运费由经营者承担,消费者无需承担运费;②非因经营者原因导致的退货,例如消费者不喜欢、买多了、不想要了等,运费应当由消费者自行承担。但是,如果经营者销售商品时,承诺消费者多少日内无正当理由退货且运费自行承担的除外。

【法律依据】

《消费者权益保护法》(2013 年修正)第 24、25 条。

155 网购买到假货,除了要求经营者承担责任外,还能要求网购平台承担责任吗?

网购平台对外提供平台服务,存在以下三种情形时,网购平台应当承担责任。

一是平台提供者不能提供销售者或者服务者的真实名称、地址和有效联系方式的。

二是平台提供者做出有利于消费者的承诺的,应当履行承诺。

三是平台提供者明知或者应知销售者或者服务者利用其平台侵害消费者合法权益,未采取必要措施的。

消费者在网购平台上买到假货,可以依据自己的具体情况向销售者或者服务者主张赔偿,并且在网购平台存在上述三种情形时,向网购平台主张要求其承担连带赔偿责任。

【法律依据】

《消费者权益保护法》(2013 年修正)第 44 条。

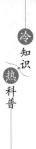

156 网购"七天无理由退货"不包括哪些情形？

经营者采用网络、电视、电话、邮购等方式销售商品,在消费者和经营者没有其他约定的前提下,消费者有权自收到商品之日起七日内退货,且无需说明理由,但消费者定作的、鲜活易腐的、在线下载、消费者拆封的音像制品、计算机软件等数字化商品、交付的报纸和期刊、其他根据商品性质并经消费者在购买时确认不宜退货的商品,不适用七天无理由退货。

消费者选择七天无理由退货的,应确保商品完好。经营者应当自收到退回商品之日起七日内返还消费者支付的商品价款。退回商品的运费由消费者承担;经营者和消费者另有约定的,按照约定。

【法律依据】

《消费者权益保护法》(2013 年修正)第 24、25 条;《网络购买商品七日无理由退货暂行办法》(2020 年修订)第 3、6、10 条。

157 网络交易平台卖家注销了账号,消费者如何进行维权？

网络平台的卖家在出售商品后注销网络平台账户的,消费者可以要求网络交易平台的提供者提供卖家(销售者或服务者)的名称、地址及有效联系方式,如果网络交易平台的提供者不能提供相应信息的,可以以网络交易平台提供者为被告提起诉讼;如果网络交易平台提供了卖家的信息,在网络交易平台提供承诺、未尽审核义务或未采取必要措施阻止卖家侵害消费者合法权益的前提下,可以以卖家、网络交易平台为被告,要求卖家、网络交易平台共同承担连带赔偿责任。

【法律依据】

《消费者权益保护法》(2013 年修正)第 44 条。

消费者权益保护

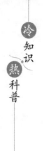

侵 权 责 任

158 对交通事故责任认定书不服，可以提起行政诉讼吗？

交通事故责任认定书是指公安交通管理部门通过对交通事故现场勘察、技术分析和有关检验、鉴定结论，分析查明交通事故的基本事实、成因和当事人责任后所形成的技术性结论，该结论不具有拘束力和执行力。因此，如果对交通事故责任认定书不服，不能提起行政诉讼。

虽然对交通事故责任认定书不服不能提起行政诉讼，但是事故当事人可以选择其他的救济方式：一是对做出事故认定书交通管理部门的上级公安机关交通管理机构申请复核；二是依法向人民法院提起民事诉讼，要求法院对事故过错责任作出判定。

需说明的是，在复核期间，任何一方事故当事人提起诉讼的，交警管理部门将不再进行复核，由人民法院对事故责任进行审理判定。

【法律依据】

《道路交通事故处理程序规定》（2017 年修正）第 71—75 条。

159 机动车出售、交付但未办理过户的,买方发生交通事故,
卖方可免责吗?

机动车属于动产,不以办理过户登记为权属转移的标志。
如果机动车已经出售并交付但未办理过户时,买方发生交通事
故且机动车一方有责任的,通常情况下,应当由机动车受让方
(买方)承担赔偿责任,卖方不需要承担赔偿责任。

【法律依据】

《民法典》第 1210 条。

160 "搭便车"过程中发生交通事故,造成自己或他人受伤的,
怎么索赔?

虽然搭便车不需要支付任何费用,但"免费并不代表免责"。
假如因搭便车发生交通事故,造成自己或他人受伤的,其有权向
相关责任人进行索赔。索赔的主要依据是事故认定书或事故证
明;索赔的对象包括有责任的驾驶人或侵权人、机动车的交强险
保险公司和第三者责任险保险公司。

【法律依据】

《民法典》第 1213 条;《最高人民法院关于审理道路交通事
故损害赔偿案件适用法律若干问题的解释》第 13 条。

161 酒后叫代驾发生事故,车辆损失谁来赔?

酒后不能驾驶机动车,否则将可能构成危险驾驶罪,被追究

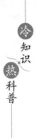

刑事责任，于是代驾行业由此产生。

代驾通常会涉及的主体包括消费者、代驾司机、代驾公司、代驾平台。代驾过程中发生事故并造成消费者车辆损失的，通常应由代驾公司承担赔偿责任，代驾司机和代驾平台无需承担赔偿责任。

如果代驾人有故意或重大过失行为、平台有过错，或者平台具有强制派单情形（可能影响代驾平台和代驾司机关系认定）的，可同时向代驾司机、代驾公司、代驾平台主张赔偿。

【法律依据】

《民法典》第 1191 条。

162 中小学生在学校学习、生活期间被同校其他同学打伤，学校是否担责？

中小学生通常未满 18 周岁，其在学校学习、生活期间，假如被同校其他同学打伤，通常情况下应由造成中小学生人身损害的同学监护人负责赔偿，但如有证据证明学校未尽到教育、管理职责的，学校应当依法承担侵权责任。

【法律依据】

《民法典》第 1200 条。

163 小朋友在幼儿园上学期间受伤，幼儿园要担责吗？

幼儿园小朋友通常未满 6 周岁，法律上属于无民事行为能力人，在幼儿园期间受伤，我国法律对幼儿园的责任承担实行过错推定原则，即如果幼儿园不能证明其已经尽到教育、管理职责的,应当承担侵权责任。

【法律依据】

《民法典》第 1199 条。

164 城市遛狗不拴绳,致使狗咬伤他人,遛狗人是否赔偿?

我国《城市养犬管理条例》明确规定,要文明遛狗、遛狗要系绳、出门遛狗系绳是遛狗人的法定义务。如果遛狗人出门遛狗选择不牵绳,已违反我国《城市养犬管理条例》的规定。致使狗咬伤他人的,遛狗人应当依法进行赔偿。

【法律依据】

《民法典》第 1245、1247 条。

165 在医院死亡,医院不提供病历,医院要担责吗?

在医院死亡并不必然说明医院对患者的死亡有过错,应当承担赔偿责任。但是,根据我国《民法典》规定,医院具有向患者家属提供病历的义务,如果医院不提供或者不能提供病历的,依法可以推定医院对患者的死亡有过错,可以判令医院承担相应的医疗事故责任。

【法律依据】

《民法典》第 1218、1222 条。

166 在免费帮别人做事过程中遭受人身损害,由谁承担责任?

帮别人做事,并且不收取任何报酬,属于义务帮工。帮工人

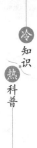
在帮工活动中遭受人身损害,作为被帮工人应当承担与其过错相当的赔偿责任,但被帮工人明确拒绝帮工的,帮工人仍然进行帮工而遭受人身伤害的,被帮工人不承担赔偿责任。

【法律依据】

《最高人民法院关于审理人身损害赔偿案件适用法律若干问题的解释》第4—5条。

167 在小区散步时被狗咬伤,向谁主张赔偿?

动物饲养人或者管理人对其所饲养或管理的动物应当妥善看管,避免给他人造成伤害。假如造成他人伤害的,动物的饲养人或管理人及负有过错的第三人应当向受害人承担侵权责任,如果第三人对该动物伤人事件有过错的,动物饲养人或者管理人向受害人承担赔偿责任后,也可向该有过错的第三人进行追偿。

【法律依据】

《民法典》第1250条。

168 乘坐电梯过程中受伤,谁应当承担责任?

电梯受伤的事故通常包含电梯夹伤或摔倒致伤两种事故类型。导致电梯事故的原因有很多,包含受害人本身原因、电梯质量缺陷原因、电梯维保不到位原因、警示缺陷原因、管理措施失当原因等。一旦发生电梯事故,受害人通常无法判断具体事故原因,在此前提下,可同时向电梯的生产方、管理方、维保方及其他负有事故责任的第三人主张权利,要求其承担赔偿责任。

【法律依据】

《民法典》第 1165、1172、1175、1203 条。

169 相邀饮酒，因过量饮酒致人死亡的，赔偿责任由谁承担？

过度饮酒有害健康，且不同的人对酒精的适应和吸收能力也不同。不劝酒是一种礼仪，也是一种文化。对于饮酒的人，应当给予适当的照顾，尽到合理的审慎义务。否则，一旦因饮酒发生事故，造成他人损害的，相关召集及劝酒的人员需依法承担相应的侵权赔偿责任。

【法律依据】

《民法典》第 1165、1170 条。

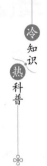

170 近亲属间房屋赠与和继承，哪种方式在税收上更划算？

近亲属间继承比赠与在交易上成本更低一些。近亲属间的遗赠也属于赠与的一种，所以，这里的继承仅指法定继承和遗嘱继承，不包含遗嘱赠与。目前法定继承人的法定继承和遗嘱继承都免征契税和个人所得税，只需要缴纳印花税，而印花税只需要缴纳继承部分的万分之五。而赠与存在契税和印花税，契税税率在 3%～5%；直系亲属间赠与免征增值税和个人所得税，而非直系亲属的增值税视同买卖，可能需要缴纳，同时受赠方需支付 20% 的个人所得税。

171 个人买卖房屋需要交印花税吗？

目前暂时不需要。根据《财政部国家税务总局关于调整房地产交易环节税收政策的通知》（财税〔2008〕137 号）第 2 条规定，对个人销售或购买住房暂免征收印花税。

【法律依据】

《财政部国家税务总局关于调整房地产交易环节税收政策

的通知》(财税〔2008〕137号)第2条。

172 继承房屋需要交契税吗?

法定继承人继承房屋免征契税,非法定继承人接受遗赠继承房屋的,属于赠与行为,要按照房屋价值的3%～5%核定契税。根据《民法典》规定,法定继承人既包括第一顺位的法定继承人,即配偶、父母、子女,也包括第二顺位的法定继承人,即兄弟姐妹、祖父母、外祖父。这里的法定继承人可以是法定继承,也可以是遗嘱继承,均免征契税。需要注意的是,孙子女、外孙子女并非法定继承人,也就是说,孙子女、外孙子女在按照祖父母、外祖父母的遗嘱接受其遗产时,仍属于遗嘱赠与行为,需要缴纳契税。

【法律依据】

《契税暂行条例》第2、3条;《国家税务总局关于继承土地、房屋权属有关契税问题的批复》(国税函〔2004〕1036号);《契税法》(2021年9月1日实施)第6条。

173 购买房屋的契税由哪一方承担?

由买方承担。契税是指土地、房屋权属发生转移时,就当事人所订契约按房价的一定比例向产权承受人征收的一次性税收。这里的产权承受人是指新业主,也就是买方。交易双方可以约定由谁来支付这部分税收,但在法律上,以及税务机关认定的纳税义务人都是买方。

【法律依据】

《契税法》(2021年9月1日实施)第1条;《契税暂行条例》

税

务

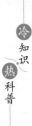
第 1 条。

174 个人销售其住房是否要交土地增值税？

根据现有政策，个人销售住房暂时免征土地增值税。个人销售的住房，不论是普通住房还是非普通住房，不论首套住房还是两套及以上住房均免征土地增值税。个人销售的其他不动产，例如商铺、写字楼等均不能免税。

【法律依据】

《财政部、国家税务总局关于调整房地产交易环节税收政策的通知》（财税〔2008〕137 号）第 3 条。

175 通常说的"满五唯一"免税是指什么？

主要指免出售方个人所得税。根据国家税务总局的规定，个人转让自用五年以上并且是家庭唯一的生活用房，免征个人所得税。"满五"是指个人购房至转让房屋的时间达五年以上。

购房时间按照购买的公有住房、其他住房分为两类：个人按照国家房改政策购买的公有住房，以其购房合同的生效时间、房款收据开具日期或房屋产权证上注明的时间，依照优先原则确定；个人购买的其他住房，以其房屋产权证注明日期或契税完税凭证注明日期，依照优先原则确定。转让房屋的时间按照销售发票上注明的时间进行确定。"唯一"是指在同一省、自治区、直辖市范围内纳税人（有配偶的为夫妻双方）仅拥有的一套住房。

【法律依据】

《国家税务总局关于个人转让房屋有关税收征管问题的通

知》(国税发〔2007〕33号)第3条。

176 工资多少要交个人所得税?

如果无专项附加扣除,实发工资和个税金额合计超过60 000元/年,需要缴纳个人所得税。个人工资收入按照综合所得,适用3%~45%的超额累进税率。居民个人的综合所得以每一纳税年度的收入额减除费用60 000以及专项扣除、专项附加扣除和依法确定的其他扣除后的余额为应纳税所得额。专项扣除是指扣除养老保险、基本医疗保险、失业保险等社会保险和公积金;专项附加扣除包括子女教育、继续教育、大病医疗、住房贷款利息或者住房租金、赡养老人等支出。

【法律依据】

《个人所得税法》第3、6条。

177 奖金部分需要扣除个人所得税吗?

需要。根据《个人所得税法》第2条规定,工资、薪金所得需要缴纳个人所得税。根据国家统计局《关于工资总额组成的规定》的规定,工资总额是指各单位在一定时期内直接支付给本单位全部职工的劳动报酬总额。同时,工资总额由六个部分组成:(一)计时工资;(二)计件工资;(三)奖金;(四)津贴和补贴;(五)加班加点工资;(六)特殊情况下支付的工资。这意味着个人因任职或受雇而取得的工资、薪金、奖金(月奖、季度奖、年终奖)、年终加薪、分红、津贴、补贴以及与任职或受雇有关的其他

税
务

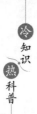

所得都需要缴纳个人所得税。

【法律依据】

《个人所得税法》第 2 条;《国家统计局关于工资总额组成的规定》第 3、4 条。

刑 事

178 醉酒驾驶机动车会被判刑吗?

会。醉酒驾驶机动车是指驾驶机动车人员血液中的酒精浓度大于(等于)80 mg/100 ml,此时驾驶人员构成危险驾驶罪,依法判处六个月以下拘役。如果驾驶机动车的人员在醉酒状态下发生交通事故并构成交通肇事罪的,属于交通肇事罪的从重情节。另外根据 2017 年《最高人民法院关于常见犯罪的量刑指导意见(二)》的规定,对于醉酒驾驶机动车情节显著轻微危害不大的,不予定罪处罚;犯罪情节轻微不需要判处刑罚的,可以免予刑事处罚。目前,判刑是原则,不诉或免于刑事处罚是例外,而且不免除相应吊销驾驶证等行政处罚。因此,请驾驶员们不要贪杯。

【法律依据】

《刑法》第 133 条"交通肇事罪""危险驾驶罪";《最高人民法院关于常见犯罪的量刑指导意见(二)(试行)》。

179 驾驶员开车撞伤人需要承担刑事责任吗?

根据开车人的主观情况以及责任比例,可分为以下四种不

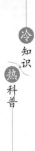

同情形。

（一）驾驶员主观上有开车撞死对方想法的，涉嫌故意杀人罪，应承担刑事责任。

（二）驾驶员主观上有开车撞伤对方想法的，且造成对方轻伤及以上伤害的，涉嫌故意伤害罪，需承担刑事责任。

（三）驾驶员主观上没有撞死、撞伤对方的故意，但负事故主要责任或全部责任，且造成对方重伤或死亡的，则驾驶员涉嫌交通肇事罪，要承担刑事责任。

（四）不属于上述情形的，则不触犯刑法，不用承担刑事责任。

【法律依据】

《刑法》第 133 条"交通肇事罪"；第 232 条"故意杀人罪"；第 234 条"故意伤害罪"。

180 为了避税而虚开发票是犯罪吗?

达到犯罪数额将构成犯罪。为了避税，虚开增值税专项发票、用于骗取出口退税或抵扣税款的发票、其他发票，无论是开具发票的一方还是购买接受发票的一方，在达到相应犯罪数额后均构成犯罪。虚开的税款数额在 10 000 元以上或者致使国家税款被骗数额在 5 000 元以上的；出售、购买增值税 25 份以上或者票面额累计在 100 000 元以上的；出售、购买普通发票 100份以上或者票面金额累计在 400 000 万元以上的，均可追究刑事责任。

【法律依据】

《刑法》第 205 条"虚开增值税专用发票、用于骗取出口退税、抵扣税款发票罪""虚开发票罪";第 207 条"非法出售增值税专用发票罪";第 208 条"非法购买增值税专用发票、购买伪造的增值税专用发票罪"。《最高人民检察院、公安部关于公安机关管辖的刑事案件立案追诉标准的规定(二)》第 61、63、64、68 条。

181 年终收了合作公司员工的礼品属于受贿吗?

构成受贿。达到法定追诉条件的,将构成受贿罪或非国家工作人员受贿罪。根据身份不同,受贿主体是国家机关工作人员、事业单位或国有企业工作人员的,涉嫌受贿罪;受贿主体是其他类型单位工作人员的,涉嫌非国家工作人员受贿罪。

【法律依据】

《刑法》第 163 条"非国家工作人员受贿罪";第 385 条"受贿罪"。

182 酒后激情伤人要承担刑事责任吗?

涉嫌寻衅滋事罪或故意伤害罪,达到法定追诉条件的,需要承担刑事责任。根据我国《刑法》规定,醉酒的人犯罪,应当负刑事责任。不能因为喝了酒就予以免责。如果系无理取闹涉嫌寻衅滋事的,致使受害人存在轻微伤或者造成 2 000 元以上经济损失,即可追究涉嫌寻衅滋事罪的刑事责任;如果涉嫌故意伤害的,只要受害人构成轻伤以上的伤害,即可追究行为人涉嫌故意伤害罪的刑事责任。

【法律依据】

《刑法》第 18 条"特殊人员的刑事责任能力"。

刑

事

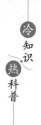

183 有人在网上散布谣言诋毁我，构成诽谤罪吗？

构成诽谤，涉嫌诽谤罪。追究刑事责任的前提是信息发布人须存在捏造事实诽谤的行为或明知是捏造的信息仍予以散播，且造成情节严重的后果，即点击、浏览达 5 000 次以上或转发次数达 500 次以上，或造成被害人或家属精神失常、自残和自杀等严重后果。诽谤罪属于告诉才处理的案件，即被害人需自行向人民法院起诉。构成诽谤罪，可判处三年以下有期徒刑、拘役、管制或者剥夺政治权利。

【法律依据】

《刑法》第 98 条"告诉才处理"；第 246 条"侮辱罪""诽谤罪"；《最高人民法院最高人民检察院关于办理利用信息网络实施诽谤等刑事案件适用法律若干问题的解释》第 2 条。

184 在大街上超速飙车，什么情况下会被判刑？

追逐竞驶、情节恶劣的，判处拘役，并处罚金。追究刑事责任，行为人主观上要明知其实施的追逐竞驶行为对交通安全造成危险，客观上实施了具有一定危险性的高速、超速驾驶，同时，其情节恶劣一般表现为随意追逐、超越其他车辆、频繁并线、突然并线，或者近距离驶入其他车辆之前，经常伴有闯红灯、不按交通标识行驶等违章行为。

【法律依据】

《刑法》第 133 条"危险驾驶罪"。

185 公司多次逃税，员工要担责吗？

公司抽逃税款，构成刑事犯罪的，涉嫌单位犯罪，对单位判处罚金，对单位直接负责的主管人员和其他直接责任人员追究刑事责任。这里单位直接负责的主管人员一般包括：单位法定代表人、总经理、负责财税的副总经理、财税负责人和会计等，对于上述人员对公司逃税一事不知情、未参与、未负有领导责任的，也可以不予追究。而与公司抽逃税款无关的其他员工无需担责。

【法律依据】

《刑法》第 201、211 条。

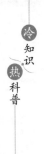

程序性法律问题

186 欠债多长时间，权利人会丧失胜诉权？

权利是为积极主张权利的人而准备的。根据我国《民法典》规定，民事权利的诉讼时效期间应由法律规定，当事人无权进行约定，诉讼时效从知道或者应当知道权利被侵害时起计算三年，逾期未主张的，丧失胜诉权，法律另有规定的除外。

诉讼时效适用《民法典》、中断、中止的规定，诉讼时效如果涉及中断，诉讼时效期间重新计算；诉讼时效如果涉及中止，则诉讼时效期间继续计算。

请求停止侵害、排除妨碍、消除危险、返还财产、支付抚养费、赡养费或者扶养费的，不适用诉讼时效的规定。

民事权利从权利被侵害之日起超过 20 年的，人民法院不予保护。有特殊情况的，人民法院可以延长诉讼时效。

【法律依据】

《民法典》第 188、194、195、196 条。

187 **因民事纠纷要起诉债务人，需要到哪个法院起诉?**

我国民事诉讼法对于管辖法院的确认包含级别管辖、地域管辖和专属管辖。

（1）级别管辖根据案件标的额、影响、复杂程度来确定基层人民法院、中级人民法院、高级人民法院和最高人民法院管辖的第一审民事案件受案范围。

（2）地域管辖通常是按照"原告就被告"的原则由被告住所地人民法院管辖，但在特定情况下，也可适用"被告就原告"的原则。

（3）专属管辖具体规定是：①因不动产纠纷提起的诉讼，由不动产所在地人民法院管辖；②因继承遗产纠纷提起的诉讼，由被继承人死亡时住所地或者主要遗产所在地人民法院管辖；③因港口作业发生纠纷引起的诉讼，由专属港口所在地人民法院管辖。

在实务操作过程中，通常在确认不违反级别管辖和专属管辖的前提下，按照"有约从约，无约法定"的方式确认管辖法院，具体如下。

一是确认当事人对于争议的解决有无约定仲裁，如有约定仲裁的，依法仲裁。

二是如无约定仲裁，要看当事人对于争议的解决有无对受诉法院做出约定。

三是如有约定的受诉法院为原告所在地、被告所在地、合同履行地、合同签订地、标的物所在地的任何一个地方，则约定有效，应向约定法院提起诉讼。

四是如有约定的受诉法院不是原告所在地、被告所在地、合

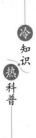

同履行地、合同签订地、标的物所在地法院，则约定无效，需按照民事诉讼法及相关司法解释的规定确定管辖法院。

【法律依据】

《民事诉讼法》第17—35条；《最高人民法院关于适用〈中华人民共和国民事诉讼法〉的解释》第1—40条。

188 符合立案起诉的，法院应否当天给予受理？

我国目前实行立案登记制度并非立案审核制度。只要符合我国《民事诉讼法》第119条规定的起诉，人民法院必须受理；符合起诉条件的，应当在七日内立案，并通知当事人；不符合起诉条件的，应当在七日内作出裁定书，不予受理；原告对裁定不服的，可以向受诉法院的上一级人民法院提起上诉，请求二审法院予以纠正。

【法律依据】

《民事诉讼法》第119、123条。

189 在符合起诉条件的前提下，人民法院不立案怎么办？

目前，我国民事案件实行立案登记制，对于符合《民事诉讼法》第119条起诉条件的案件，人民法院一般都会予以登记立案。如果不予立案，则会出具不予立案裁定书并载明理由，具体如下。

一是起诉材料不齐或者不符合立案条件。不符合起诉立案条件包括被告的基本信息不全、不属于该法院管辖、没有明确的诉讼请求、原告主体不适格等。

二是法院出具不予立案的裁定。在收到该裁定后 15 日之内，当事人可以依据《民事诉讼法》第 123 条的规定向上一级人民法院起诉，通过二审法院纠正一审法院不予立案的行为。

三是法院存在有案不立、拖延立案、不接收诉状等违法违纪行为导致不立案的，依据《最高人民法院关于人民法院登记立案若干问题的规定》第 13 条规定，当事人可以向受诉人民法院、上级人民法院或 12368 热线投诉，由法院依法追究相关人员的责任。

【法律依据】

《民事诉讼法》第 123 条；《最高人民法院关于人民法院登记立案若干问题的规定》第 13 条。

190 无法提供被告的住所，可以向人民法院提起诉讼吗？

我国《民事诉讼法》规定的起诉条件包含"有明确的被告"，对于"明确的被告"的理解上，不同法院的把握尺度并不相同，例如无法提供被告住所的，有的法院可能会认为无明确的被告，不予立案。

在实务操作中，可通过聘请律师的方式，委托律师查询被告户籍信息或居住证信息，然后再根据调取的被告户籍信息或居住证信息向人民法院提起诉讼，以规避法院不予立案的风险。

【法律依据】

《民事诉讼法》第 119 条；《最高人民法院关于适用〈中华人民共和国民事诉讼法〉的解释》第 209 条。

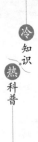
191 被告公司存在多次更名，起诉时以哪个为准？

公司更名、合并、分立及股权变更均不影响公司对外责任的承担。如果被告公司名称变更，应当以起诉时被告公司的名称作为被告名称，并在诉状中注明被告公司的曾用名即可。

192 要起诉对方，收集不到证据，怎么办？

我国《民事诉讼法》规定，当事人应当为自己所主张的事实提供证据，即"谁主张谁举证"。如果因客观原因不能自行收集证据，可以向法院申请调查收集或申请证据保全。对于申请调查令的情形，当事人本人和律师都可以申请，但只有律师可以持有调查令向被调查单位进行调查。

【法律依据】

《最高人民法院关于民事诉讼证据的若干规定》第 1、2、10、25 条。

193 对人民法院出具的民事调解书能反悔吗？

经人民法院组织调解达成调解协议的，通常情况下自当事人签字后，调解协议即发生法律效力，调解达成协议，人民法院应当根据调解协议出具民事调解书，当事人可根据调解书确定的内容向人民法院申请强制执行。

民事调解书送达之前，一方反悔的，人民法院应当及时判决。

对民事调解书不服提起上诉的，人民法院应当驳回，除非当事人有证据证明存在外力胁迫、非本人自愿的情形。

【法律依据】

《民事诉讼法》第 96—99 条。

194 人民法院审理的一审案件中，审限通常需要多久？

审结期限是从立案的次日起至裁判宣告、调解书送达之日止的期间，但公告期间、鉴定期间、审理当事人提出的管辖权异议以及处理人民法院之间的管辖争议期间不应计算在内。

人民法院受理的一审案件，如果适用简易程序审理的，审限为 3 个月；普通程序审理的，审限为 6 个月，有特殊情况需要延长的，由本院院长批准，可以延长 6 个月；还需要延长的，报请上级人民法院批准。

【法律依据】

《民事诉讼法》第 149、161 条。

195 被告经法院传唤拒不出庭，怎么办？

根据我国《民事诉讼法》的相关规定，原告经人民法院合法传唤，而不到庭的，人民法院可以按撤诉处理；被告经人民法院传票传唤，无正当理由拒不到庭的，人民法院可以缺席判决，即被告不出庭并不影响人民法院作出判决或裁定。但是，对于被告必须到庭的案件，人民法院可以拘传。所谓必须到庭的被告，是指负有赡养、抚育、扶养义务和不到庭就无法查清案情的被告。

【法律依据】

《民事诉讼法》第 109、143、144 条。

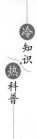

196 起诉前，被告偷偷转移资产，怎么办？

对于财产纠纷案件，起诉的目的是获得相应的财产，如果起诉前被告转移财产，必然使起诉的目的无法得到实现。为了保障债权得到实现，在起诉前（时），可在提供担保（诉讼保全责任险）的前提下，向人民法院申请财产保全，申请对被告的财产进行查封、扣押、冻结、提取、扣留等。申请财产保全的，需要向人民法院提交《财产保全申请书》。

【法律依据】

《民事诉讼法》第100—103条；《最高人民法院关于人民法院办理财产保全案件若干问题的规定》。

197 对一审法院的民事判决不服，怎么办？

针对民事诉讼案件，我国实行二审终审制度。如果针对一审法院做出的民事判决不服，有权在一审判决书送达之日起15日内通过一审法院或直接向一审法院的上一级人民法院提起上诉。上诉应当提交上诉状正本及相应的上诉状副本。

【法律依据】

《民事诉讼法》第164—166条。

198 被告不履行民事判决书确定的义务，去哪个法院申请执行？

民事判决书一旦生效，即具有法律强制力，假如被告不履行民事判决书所确定的义务,原告有权向被执行人所在地或被执行人财产所在地的人民法院申请强制执行。向人民法院申请强制执行的,应向人民法院提交《强制执行申请书》。

【法律依据】

《民事诉讼法》第224条。

199 人民法院判决后,对方恶意逃避债务,怎么办?

人民法院判决生效后,债务人恶意转移财产以规避人民法院强制执行的,可能涉嫌构成拒不执行判决裁定罪,情节严重的,处三年以下有期徒刑、拘役或者罚金;情节特别严重的,处三年以上七年以下有期徒刑,并处罚金。单位犯前款罪的,对单位判处罚金,并对其直接负责的主管人员和其他直接责任人员,依照前款的规定处罚。

如果掌握被执行人转移财产的证据和线索,可以向法院提交,由法院查证。如果经查证属实,可申请法院移送到公安机关依法追究被执行人的刑事责任。

【法律依据】

《刑法》第313条。

200 裁定书和判决书有什么区别?

(1)适用的事项不同。裁定解决的是诉讼过程中的程序性问题,目的是使人民法院有效地清除诉讼中的障碍,推进诉讼进程;判决解决的是当事人双方争执的权利义务问题,即实体法律关系,目的是解决民事权益纠纷,使当事人之间的争议得以

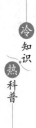

解决。

（2）作出的依据不同。裁定根据的事实是程序性事实、依据的法律是民事诉讼法，可以在诉讼过程中的任何阶段作出；判决根据的事实是人民法院认定的民事法律关系发生、变更和消灭的事实，依据的法律是民法、婚姻法、继承法、经济法等实体法，判决只能在案件审理的最后阶段作出。

（3）形式、上诉范围、上诉期限和法律效力不同。裁定可以采取口头形式或者书面形式，而判决必须采取书面形式。裁定只有不予受理、对管辖权有异议的和驳回起诉的裁定，根据《民事诉讼法》的规定，准许当事人在裁定后 10 日内上诉，其他裁定一经作出，立即生效；而判决允许上诉的范围比较广泛，地方各级人民法院作出的第一审判决，在判决作出后 15 日内准许上诉。裁定的效力可以相应改变，例如对中止诉讼的裁定，在中止诉讼的原因消除后，应作出恢复诉讼程序的新裁定；而判决的效力及于实体，非经法定程序不得改变。

【法律依据】

《民事诉讼法》第 138、140、164 条。